JN302993

シリーズ日米医学交流 ● No.7

家庭医学・総合診療にみる医学留学へのパスポート

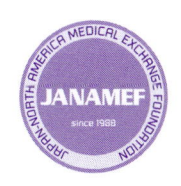

JANAMEF

財団法人 日米医学医療交流財団／編

A PASSPORT FOR
CLINICAL TRAINING

はる書房

巻 頭 言

　本書は，主として家庭医学（家庭医）に軸足を置いた米国留学の体験的な指南書である．

　家庭医は家庭内および家庭周辺で起こりうる救急診療を含めた疾病に対してある程度，自己完結的に診療ができ，そして適切な判断のもとに専門医との連携診療ができる医師ということができよう．

　残念ながら，わが国の家庭医はこれまで未熟な内容であったが，昔のほうがまだ余程うまく機能していたのではなかろうか．家庭医はある家族の生から死まで任されたまことに信頼された存在であるべきである．日本では社会構造，家庭構造の変化や価値観，需要の多様性からよき時代の家庭医は数を減らし，逆に臓器別専門医が増え，専門医が家庭医として片手間に家庭医療を行っているといった状況である．

　日本の家庭医療を定着させるためには，医政指導者の家庭医の重要性の認識と啓発のもと，また確固たる理念のもとに，レベルの高い家庭医を育成することが第一である．外部環境的に臓器別専門医が家庭医より「偉い」といった誤った国民の（一部の医療関係者の中にもある）認識は払拭されるべきである．

　できる人を得るためには家庭医の収入をしっかりと保証する行政的施策が必要である．患者さんにとって満足できる診療が行われ，医療側も満足する立場が保証されるべきと思う．米国でも家庭医の中にせっかくの守備範囲を手放し，臓器別専門医に転向する向きも見られるというが，家庭医療を本気でやれば新しい局面が開けてくると思う．

　今の日本の医療体制の中でできる家庭医の育成が急務である．専門医ばかりではどうにもならない．「でもしか先生」が多い現在の家庭医療の世界で次世代のできる人材が育つはずはない．できる家庭医が教育してこそ，できる家庭医が育つ．現状では，できる家庭医の育成は米国に頼らざるを

えない．

　本書には，留学体験や体験的ヒントが満載されており，大変インパクトの大きい留学指南書となっている．留学はキャリアをつくる．悪戦苦闘の末，勝ち取った成果は何にも代えがたい宝である．確固たる信念で，たじろがず，目標に向かって努力すれば必ず結果は出る．本書はそのあたりをきちんと捉えて述べてある．是非皆さんの留学のために参考にしていただきたい．

　志あるところに道は拓かれる．No pain, No gain！自分のキャリアのため，日本の医療のため，世界人類の幸せのためにがんばりましょう．その基礎は，英語であり，米国留学です．

2007年9月

日米医学医療交流財団理事長
片山　仁

Contents

巻頭言……………………………………………………………………1
片山　仁（財団法人 日米医学医療交流財団理事長）

I 部

夢実現への第一歩
──それぞれの留学体験　PART 7──

解説1　ジェネラリストを目指す人たちへ……………………9
〜家庭医学の立場からみた日本の総合診療〜
橋本正良（神戸大学大学院医学系研究科内科学講座（総合診療内科学）准教授）

**解説2　横断的総合的な診療ができる
「専門家」としてのジェネラリスト**……………………105
〜General Internal Medicine を中心に〜
武田裕子（三重大学大学院医学系研究科地域医療学講座教授）

＊

chapter 1
日本で家庭医学専門医が取得できる日のために………………17
清田礼乃（ピッツバーグ大学メディカルセンター・シェディサイド病院家庭医学科）

chapter 2
理想の家庭医療を求めて………………………………………29
〜家庭医療先進国アメリカの実情〜
吉岡哲也（ミシガン大学老年医学・家庭医療学科）

chapter 3
プライマリ・ケアが全人的医療であるということ……………47
～行動科学トレーニングへの挑戦～
若林英樹（サンディエゴ大学大学院修士課程・家族療法プログラム）

chapter 4
J-1 waiver の選択，そして attending physician への道………61
竹大禎一（インディアナ・ヘルスセンター家庭医学科）

chapter 5
変わりつつある日本の家庭医療……………………………77
岡田唯男（鉄蕉会亀田ファミリークリニック館山家庭医診療科）

chapter 6
失敗しないジョブハンティング術………………………93
栃倉慶子（東京メディカル・アンド・サージカル・クリニック）

chapter 7
一般内科・臓器専門内科医になるための基礎……………115
金城紀与史（手稲渓仁会病院総合内科）

chapter 8
日本と米国の医学教育を比較して……………………………129
～米国レジデンシートレーニングのすすめ～
平岡栄治（神戸大学医学部総合診療部）

chapter 9
臨床留学と MPH……………………………………………147
～将来を見据えての MPH の取得～
鈴木健樹（ヴァーモント大学循環器科）

chapter 10
アカデミックジェネラリストへのパスポート……163
~複雑化する超高齢化社会に挑む~

伊藤康太（コーネル大学医学部内科教室一般内科講座・米国保健福祉省医療研究品質局）

II部

「米国の医学教育と臨床研修留学の仕方」
── '06年度JANAMEFセミナーより──

chapter 1
医学教育の質を保証する……181
~教員の立場からみたアメリカの試み~

赤津晴子（ピッツバーグ大学内分泌内科助教授）

chapter 2
留学中の研究から臨床への路線変更……193

齋藤雄司（カリフォルニア大学アーバイン校循環器内科）

chapter 3
帰国後フェローの報告……203

1. カナダ・ニュージーランド留学の収穫……203
   ~研究、臨床の両方を経験して~
   …富田伸司（国立病院機構長良医療センター心臓血管外科医長）

2. アメリカの救急救命士になって……207
   ~短期決戦で臨んだ留学への道~
   …北垣　毅（東川口病院総合診療部科部長）

3. 女性の留学を考える……213
   ~虐待が脳の発達に及ぼす影響を研究~
   …友田明美（熊本大学医学部附属病院発達小児科准教授）

4. トロント小児病院脳神経外科における臨床留学の意義…218
   〜多くを犠牲にして得た人生の真実と使命〜
   　　　…荒木　尚（日本医科大学付属病院高度救命救急センター）

chapter 4
〈パネルディスカッション〉
留学経験を帰国後の臨床に生かすために……………………223

■ 資料
資料1　2008年度 JANAMEF　研修・研究、調査・研究助成
　　　　募集要項………………………………………………237
資料2　2007年度　JANAMEF 助成者リスト………………244
資料3　環太平洋アジア基金……………………………………247
資料4　助成団体への連絡および、留学情報の問い合わせ先……249

あとがき………………………………………………………251
　　　伴　信太郎（JANAMEF 常務理事）

執筆者紹介………………………………………………………253

Ⅰ部

夢実現への第一歩
―― それぞれの留学体験 PART 7 ――

解説 1

ジェネラリストを目指す人たちへ
〜家庭医学の立場からみた日本の総合診療〜

神戸大学医学部附属病院総合診療部
神戸大学大学院医学系研究科内科学講座
（総合診療内科学）准教授
橋本正良

　臨床実習前の共用試験（CBT: computer based testing ならびに OSCE: objective structured clinical examination）必修化，講義形式の授業から problem based learning への転換，新臨床研修制度の導入と，数々の改革が日本の医学教育の中で進んでいます．中でもプライマリ・ケアに重点が置かれた新臨床研修制度の確立は，特筆に値するものと考えられます．
　20年前，日本に専門診療科としての「総合診療」がなかったため，私は米国の家庭医学（family practice residency）を経験してまいりました．家庭医学を学ぶために米国に臨床医学留学する意義，米国で勝ち残る方法，帰国後の活躍の可能性（教育・診療・研究）に関して述べたいと存じます．

米国家庭医学の特徴
~米国へ臨床医学留学する意義~

　家庭医学は米国ではすでに長い歴史を持ち，1969年に専門診療科として独立しました．プライマリ・ケアを提供する診療科は家庭医学の他に一般内科，小児科，産婦人科がありますが，家庭医学もこれらの診療科同様，卒前・卒後の医学教育にその専門診療科としての独自性が強調されています．医学生・研修医・また実地医家への継続医学教育も盛んに行われています．

専門医としての目標，ゴールの設定

　米国でのレジデンシーを経験して素晴しいと思ったことは，「家庭医学」専門医として何が求められているかの目標がはっきりしていることです．例えば，日本の研修医が循環器内科をローテーションする際は，心臓カテーテル検査など，「循環器内科」が行っている診療に参加することが求められます．しかしながら米国での研修では「家庭医学」専門医として必要な循環器内科の知識や技術を修得することが求められました．

　具体的には，高血圧・心不全・心房細動の外来診療の方法であり，入院における虚血性心疾患・心不全の初期治療と循環器専門医へのコンサルテーションのタイミングを研修しました．日本でも「総合診療」医として何が求められているかをわきまえたうえでの臓器別専門領域の研修が，今後とも求められます．

重視される外来診療のトレーニング

　研修医の研修は，日本では伝統的に入院患者が主体ですが，クリニックでの外来診療に重点が置かれていることも米国「家庭医学」の特徴です．1年次は週に半日，2年次は週に2日，3年次は週に3日の外来診療を行いました．3年間を通じて外来診療を行うため，生活習慣病の継続診療や，妊婦の懐妊から出産，出産後の母児健診まで，患者1人ひとりに対する継

続医療の提供と，本当に幅の広い研修が可能でした．

　このような研修が可能な大きな要因の1つは，他の専門診療科の「家庭医学」への理解があることです．日本での「総合診療」はともするとプライマリ・ケアの無理解または誤解から，他の臓器別診療科の行わない診療，例えば自身での診察もなく臓器別診療科へ振り分けを行ったり，単一臓器別診療科でのカバーが不可能な複合重症疾患を持たされたり，といったインバランスが生じている現実があります．

　プライマリ・ケアでカバーできる疾患であれば臓器別専門家は必要ありませんが，複合疾患や多くの諸問題を有する患者には，おのおのの診療科のみならず，看護，介護や薬剤，その他の医療関係者それぞれが得意とする能力を，必要な際に必要な分だけ発揮する，つまり医療関係者全体がともに手を携えて患者の診療にあたることが理想であると考えています．どの分野の専門家が必要かの見極めは「総合診療」医として必要な能力の1つと考えています．

開かれた教育環境

　米国といった多種多様な人々の住む社会で研修が行えたことで，医療が医学だけで成り立っているのではなく，政治，経済，宗教，歴史，伝統，慣習といった社会生活上の諸々と密着していることを再確認できました．この経験は米国を鏡として日本を見直す絶好の機会となります．戦争のない日本がいかに平和な国家であるかも，米国で生活するとつくづくわかってきました．多人種間での競争もあり，英語を用いた日常生活は魅力的かつ刺激的でありました．

　同じプログラムを卒業した多くの「家庭医学」専門医が後輩レジデントの教育に参加している現実を見ていると，後輩医師の教育は先輩医師の責任であることが必定と体得されます．伝統的に日本の医学生や研修医は大学医学部での教育に偏りがちですが，開業された先輩医師たちに広く学ぶハード面での環境の整備も必要と考えます．

米国で勝ち残る方法

「あきらめない」ことの重要性

　私自身の経験からも，今回提出された留学記を拝見しても，米国で勝ち残る方法は「あきらめない」ことだと思います．自分がやりたいと思ったことはレジデンシーに参加することであれ，レジデンシーを無事終了することであれ，あきらめない限り実現します．Where there is a will, there is a way.「あきらめない」ことは何も米国留学に限ったことでなく，広く人生に通用するはずです．

　異国，異文化，異言語社会で生活するには，肉体的にも精神的にもタフであることが求められます．最近の言葉では「鈍感力」が必要です．どんな事柄にも positive thinking のできる人であれば，努力さえ惜しまなければ米国でも勝ち抜いていけると信じます．

　英語という言葉の問題は想像以上に重要かつ重大で，帰国子女や特別な生活環境の持ち主でもなければ，最初は日本人留学生であれば誰でも「泣かされる」大問題です．知識階級の使う難しい英語や言い回しには強く，患者たちが使う日常語が解らないといったギャップは誰もが経験したことでしょう．

　言葉でのハンデから，私の場合は患者からの身体所見や臨床データといった客観性のあるものを重視しました．英語を使っての言い繕いのできない状況であるため，患者にたびたび，かつ丁寧に医療面接をしたり，血液データ, EKG, 胸部X線等をメモしたりしながらよく覚えるようにしました．

　相手に自分の英語を理解されやすいようにも努めました．外来ではカルテの記載はなく，カセットに記載内容を音声で吹き込むことが要求されました．最初はこれが苦痛でしたが，パターンさえ覚えれば特に問題はありません．研修終了時には皮肉のようですが，英語の発音が一番クリアでわかりやすいドクターだとタイピストたちから表彰を受けました．

留学時期決定の要素

　留学時期に関しまして色々と意見は分かれると思いますが，最低限卒後2年間の臨床研修を終了してからをお勧めします．日本の制度をある程度理解したうえでの留学のほうが，より米国の制度との比較が可能になるからです．また，臨床現場での経験の有無は，よい意味での自信にも繋がります．2年間の臨床研修以降は，それぞれ個人の将来設計により，留学時期は決定されるべきと考えます．

　それからできれば結婚するか，結婚してから留学すべきと考えます．結婚が難しければ，significant other（s）を連れての留学がよいでしょう．米国は夫婦でのパーティーや会合がとても多く，独身ではどうしても引っ込み思案になってしまいます．レジデント同志の会合も夫婦や恋人，異性の友人との集まりが主でした．また，私の場合は家内の参加した教会での英会話教室や日本人妻の会に参加することで，色々な大学や企業から留学されていた日本人に会う機会がありました．もし自分ひとりであったら病院関係者（米国人がほとんど）のみの人間関係しか築けなかったかもしれません．

　帰宅後にその日にあった出来事を一緒に語り合える人がいることは，精神の安定に非常に重要です．もちろん伴侶は日本人でも外国人でもかまいません．日本に帰国してからも留学で培った人間関係が日米両国にあることは，私の財産の1つです．

帰国後，どのようにして教育・診療・研究に携わるか

　留学当時は帰国後防衛庁（現防衛省）内に総合臨床を確立することを考えていましたが，なかなかその機会がなく，陸上自衛隊衛生学校（旧軍医学校）教育部教官や朝霞駐屯地医務室に勤務し，隊員の衛生教育や駐屯地内診療所での外来診療を行っていました．

　「総合診療」の専門診療科としての独立性を認知してほしいとの願いから，現在は若い医学生や研修医にその存在をアピールできる大学病院に勤務しています．

教育

　総合診療の専門性を確立するためにも，大学病院や市中病院の「総合診療部」にて後輩の教育に携わってほしいと願います．複数診療科をローテーションしたことで総合診療となったと勘違いするのでなく，責任あるプライマリ・ケアを提供できる専門家を育成してほしいと切望します．

　臓器別専門医が専門医を養成すると同じく，「総合診療」専門医のみが「総合診療」医を養成することが可能だからです．幸い多くの大学病院や市中病院で「総合診療部」が創られていることは，その必要性の現われではないでしょうか．

診療

　医学教育では診療と教育は切っても切れない関係がありますが，診療に重点を置いた職種では開業，中小病院勤務，大学病院などの大規模病院勤務があります．米国では研修を終えた多くの家庭医は開業しますが，日本に戻って開業を行うのであれば，その場で医学生や研修医が直接研修を行えるような教育的な開業形態をお願いしたく存じます．

　中小の病院勤務では臓器別でない，患者のえり好みをしない総合診療医は引っ張りだこであることは間違いありません．日本の診療科の中では内科になると思いますが，多くの病院で「総合診療」が増えていますので，名実ともに総合診療能力が発揮できることでしょう．

　大学病院では内科または総合診療部での活躍が期待されます．大学では内科診療の重きが大きいはずですが，学外クリニックや関連サテライトとして診療所を持つことで，種々の疾患を経験できるのではないでしょうか．従来の臓器別診療の"縦糸"に総合診療の"横糸"が加わることが，患者への診療を格段に向上させると信じます．

研究

　総合診療医の存在価値を示す大きなテーマであります．臨床の場から出

た疑問を解決する1つの方法として，基礎医学者との共同研究（トランスレーショナルリサーチ）も可能です．

　従来臨床疫学の分野が強調されていましたが，医学教育に関する研究，効率のよい医療に関する研究，各種ワクチン接種の有効性など予防医学に関する研究等々，臨床に関係するものはすべて対象になります．

　私自身は米国でのレジデンシーの経験から，女性ホルモンと抗動脈硬化作用の臨床研究を行っています．既存の婦人科や循環器内科に属していたら，なかなか発想し難い研究テーマかもしれません．総合診療を学んだおかげで臨床に基づいた研究テーマに取り組んでいます．

　レジデンシーの最中でも研究は推奨されていますので，研修中にもかかわっておきたいものです．留学中には同僚と鉛中毒の地域，疫学研究と，医療費の日米比較などを行い研究会で発表を行いました．

その他

　ごく限られた人には，行政の職もあります．臨床の現場から離れるため，臨床希望の方にはお勧めしませんが，米国の医療を研修された体験は非常に貴重です．厚労省医系技官となり，医療の枠や制度を行政の立場から見直し，改革できる格好の人材となりえます．

chapter 1

日本で家庭医学専門医が取得できる日のために

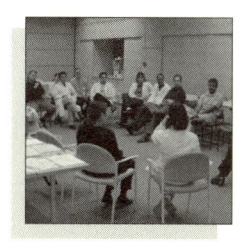

ピッツバーグ大学メディカルセンター
シェディサイド病院家庭医学科
清田礼乃

July 2002-July 2006
Research Fellow
Family Practice
University of Michigan

July 2006-Present
Resident
University of Pittsburgh Medical Center
Shadyside Hospital Family Medicine

❖要旨❖

　家庭医学科は地域の新生児から高齢者まで，幅広い年齢層の様々な健康問題に対応する診療科であり，米国には3年間の研修プログラムと専門医制度が確立されています．日本では今，その研修プログラムおよび専門医制度を整備しようと，多くの人びとが試行錯誤をしており，現在は米国での研修を受けることが家庭医学専門医となる一番早く確実な方法と思われます．年齢や経歴を超えて他の仲間たちと新しい医療分野を日本で立ち上げるメンバーのひとりとして働くことのできる希有な機会でもあります．

米国で生まれた家庭医学

家庭医学とは

　家庭医学は日本ではまだなじみの薄い分野であるかもしれませんので，私が以前執筆した原稿（「プライマリ・ケアと家庭医療の違い－米国におけるプライマリ・ケア医／家庭医と在宅医療の関わり」）から少し解説を引用します．

　　米国家庭医療学会がホームページ（http://www.aafp.org/x6809.xml）で示している定義によると，家庭医療は個人および家庭に対して継続的かつ包括的なヘルスケアを提供する専門医療である．家庭医療は生物学，臨床医学，行動科学を一体化させた幅の広い専門分野ということができる．家庭医療の対象は年齢，性別，臓器系に関わらず，すべての疾患を網羅している．また，家庭医学とは家庭医療の中でも学問的な分野を指し，臨床，教育，および研究が含まれる．

　　家庭医療における質の高いヘルスケアは，確かな根拠に基づき，近接性と経済効率の良さを通じて得られた最高の身体的・精神的医療の賜物であり，その医療は患者と地域の人びとのニーズと嗜好に対応し，患者の家族や個人の価値観，信念を尊重するものである．

　　家庭医療には3つの側面がある．すなわち，（1）知識，（2）技能，（3）プロセスである．その中で「知識」と「技能」については他の専門分野と重なる部分があるが「プロセス」は家庭医療独自のものである．なぜなら，その「プロセス」の中心は患者の地域・家庭背景を考慮した患者―医師関係であるからである．この患者―医師関係が重要視され，築き上げられ，育まれ，維持されることで他の専門分野との区別が明確になるのである［American Academy of Family Physicians: Family practice. http://www.aafp.org/x6809.xml，2003．］．

家庭医学専門医資格

　米国で家庭医療が生まれてからすでに30年以上が経っていますが，その米国においてもいまだに家庭医学を医療の一専門科として認識していない医療関係者もいるのが現実です．ある特定の臓器または疾患についての「専門家＝専門医」という考え方が根底にあるためです．ですから，この分野でその米国から20年は遅れている日本では言わずもがなでしょう．

　私が母校の大学病院で働いていたときにも，私の同期の循環器医に「家庭医学って家族計画のこと？」と真顔で質問された記憶があります．そのときはショックから立ち直るのに数秒を要しましたが，その後すかさず「もちろん家族計画も面倒をみるし，もし妊娠をしたら妊婦健診，お産，その後の子供の健診も面倒を見るよ」と説明しました．が，どうも彼は本気に取ってくれなかったように思います．世の中にそのような幅広い能力を持った医者が存在することを知らなかったためでしょう．

　しかし米国には3年間で新生児から高齢者まで，産婦人科を含めたケアを提供することができる医師を育てる研修プログラムがあります．この家庭医学科は他の内科，耳鼻科，皮膚科などと同じように研修終了後には専門医試験があり，それに合格して初めて家庭医学専門医として働くことが許されます．

家庭医学を選んだ理由

　私が家庭医学を選んだ理由は医師になった理由と同様，終末医療に興味を持っているためです．現在の日本の終末医療は主にがん患者を対象にしていますが，私としては疾患・年齢にかかわらず，より良い終末医療を提供したいと考えていました．さらに適切な終末医療を行うに当たっては患者家族のケアも欠かせません．家族には小さい子供から高齢者までいるはずです．彼らとは患者の生前から亡くなった後も何年間にもわたって関わっていくことになるでしょう．

　こうしたことを考えた場合，終末医療を提供するには家庭医学が最も適切な専門科なのではないかと考えたのです．米国での3年間の初期研修中

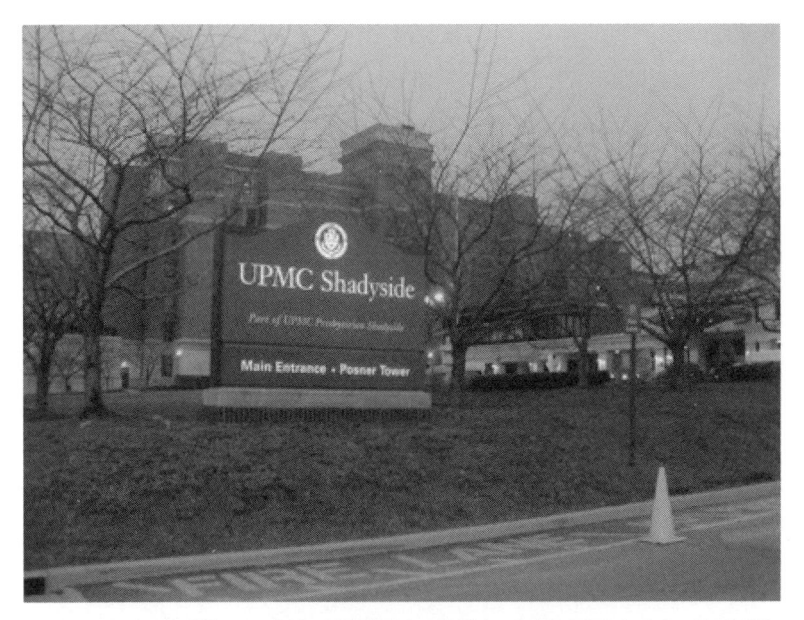

▲ UPMC Shadyside 病院 ── 3年間の研修期間中の大半はこの病院で行われます．その研修には家庭医学科病棟，ICU，救急，外科，麻酔科，放射線科，内科系専門科などがあります

にも自由選択のローテーションで終末医療を学ぶ機会がありますが，それで不十分であればフェローシップに進み，1〜2年間さらに研修をするかもしれません．

多くの日本人医師を受け入れた研修プログラム

ミシガン大学家庭医学科への研究留学

　私は大学病院での2年間の初期研修後，大学院に進みました．家庭医になるにあたって学位が必要か，という疑問はありましたが，あっても困らないという程度の低い志を持って試験を受け入学しました．ただ今後日本で家庭医学を根付かせていくためには研究をし，家庭医学の価値を証明し，一般に広めていく必要がありますので，この選択は間違ってはいなかった

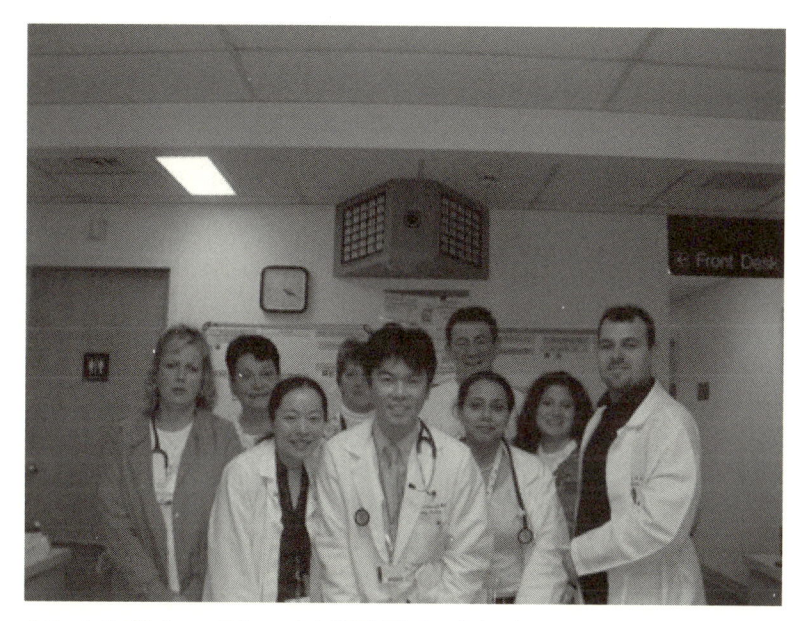

▲ Family Health Center スタッフおよび研修医たち．家庭医学科の研修で特徴とされるのが外来研修の比重の高さです

ように思います．将来大学勤務を希望する人，特に大学で良いポジションを得たい人や，米国でも大学系列の病院に勤務したい人には大学院で博士号を取ることをお勧めします．

　私の場合，研究の基礎，統計などについて学ぶため，大学院1年目の夏にミシガン大学公衆衛生学部の夏期講習に参加する機会を与えられ，その際に家庭医学科のマイク・フェターズ先生と佐野潔先生とお会いすることができたことが大学院に進んだ最大の収穫であったかもしれません．このご縁がもとで，この後大学院の3年生の秋からミシガン大学家庭医学科に留学をさせていただきました．

　ミシガン大学の家庭医学科に所属している間は近郊の日本人患者を対象としたうつ病のスクリーニングについての研究をしながら，医療通訳のトレーニングを受け，ボランティアとして病院やクリニックで通訳をし，faculty development の講習に参加，日本人向け新聞への健康情報記事投

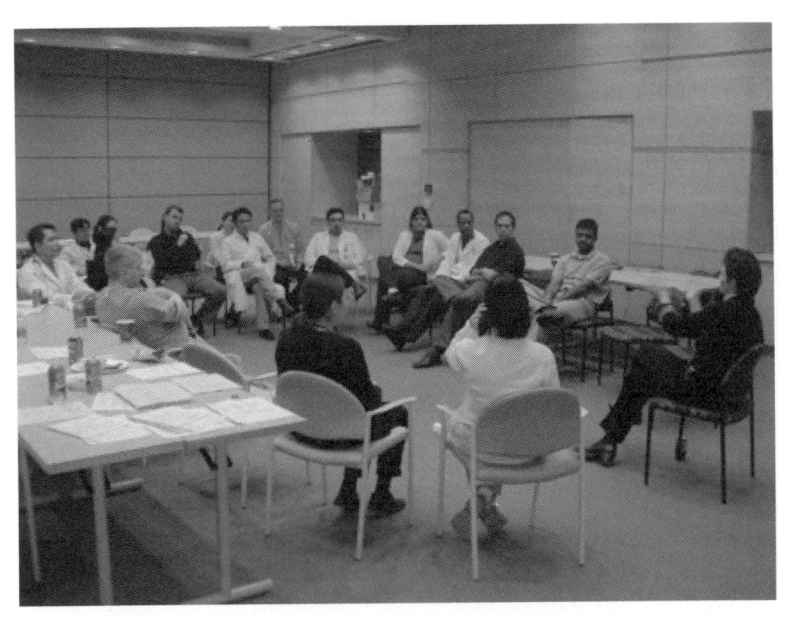

▲家庭医学科カンファレンス．毎週水曜日の午後は一般業務が免除され，様々なレクチャーやワークショップなどに参加します．この回は精神疾患の治療や管理についての悩み相談でした

稿，学会発表といろいろな経験をしました．

　帰国子女でない人にはこのように一度研究留学という形で米国に1～2年滞在した後，臨床留学をするかどうかを決めることができれば理想的です．言葉の問題もありますが，米国での生活または海外生活に生理的に馴染むことのできない人もいるためです．ただし留学するためには一般に日本での研究実績が必要です．

　また，ここで注意が必要なのはビザの問題です．以前は研究者用ビザ（J-1research）から臨床留学用ビザへの切り替えが直接できましたが，現在は直接切り替えをECFMGが受け付けておらず，間に1年間の空白期間が必要です．ビザの規定は予告なく変更されますので，ECFMGのサイトなどでこまめに確認を取られることをお勧めします．

UPMC Shadyside 病院家庭医学科研修プログラム

　ミシガン大学での研究留学も十分有意義なものでしたが，やはり家庭医としては患者のケアに直接携わりたいものです．そこで私は遅ればせながら USMLE の受験を始め，2006 年の夏からピッツバーグにあるピッツバーグ大学メディカルセンター・シェディサイド病院（UPMC Shadyside Hospital）に採用されました．途中試験に不合格になるなど多少のトラブルはありましたが，幸いにも佐野先生をはじめとする周囲の日本人・米国人スタッフの時に温かく，時に厳しい応援があったためにここまで到達できました．

　佐野先生に「君のような帰国子女でもなく，普通の私立医科大学を卒業して，試験の成績もイマイチな人が研修プログラムに入ることに意義があるのだから，諦めないように」と励まされていたのかどうか，やや疑問を感じるお言葉をいただいたのも，今では良い思い出です．

　シェディサイド病院はピッツバーグのダウンタウンから 20 分ほど離れた地域にある中規模病院です．かつては独立した一般病院でしたが，2 年前からピッツバーグ大学の関連病院群に加入しました．それによりそれまで行っていた産科・新生児室診療は系列のマギー・ウィメンズ病院（McGee Women's Hospital）に移され，小児科は同様に系列の小児病院にまとめられるといった変化が起こりました．シェディサイド病院には他に内科の研修プログラムもあり，ICU 研修や救急研修で一緒に仕事をすることもあります．

　私たち日本人にとってこの病院の最大の特徴は，これまで日本人の研修医を複数受け入れてきた歴史があること，そのためもあり，日本人患者が数多く外来に訪れることです．私の外来では受診する患者の半数以上が日本人の日も少なくありません．指導医のアドバイスのもと，家庭医学の診療において重視される「継続診療」を，日本人患者を相手に勉強できる研修プログラムは，現在のところ，ここシェディサイドのみのはずです．弱点は患者が主に 30 歳代の夫婦と子どもたち（多くは 10 歳以下）と限られた年齢層であり，生活も比較的安定していて健康な人が多いことかもし

れません.

　彼らの多くは米国に1年から5年間程度滞在する大学の研究員や会社の駐在員とその家族たちですが，私たち日本人研修医は彼らと，時にはこちらのスタッフにも，米国と日本の医療の相違点を解説し，その中でなるべく患者にとって納得のいく医療を提供することが重要となってきます.

米国留学は本当に必要か？

短期留学してみる

　この本の読者の方々は多少なりとも米国留学を考えておられる方が多いかと思います．これまでに発行された「パスポート」シリーズでも取り上げられてきたことですが，年々日本の医療事情，米国の状況ともに変化がありますので，何度考え直しても良い疑問です．

　私が米国に臨床留学することを決意したのは，自分の学びたい診療科のトレーニングが日本で確立されていない特殊な分野であったためです．このような場合は，ある意味，話は至ってシンプルです．さらに，私の場合は自分が家庭医学専門医になるという目的だけでなく，将来日本での教育に携わるために米国式医学教育を自分で体験する，というもう1つ別な目的もありますので，米国留学は一石二鳥といえます．ただし，家庭医学科の研修は日本でも可能になる日が近々やって来そうです．特に今，医学部の1，2年生の方たちは米国に行くまでもなく，日本の現場で家庭医学を学び，日本の家庭医学専門医資格を取得することができるかもしれません．

　帰国子女でもなければ米国で英語を使って診療を行うことは簡単なことではありません．下手をすると最初の半年から1年間は自分のエネルギーのほぼ百％を英会話に費やし，医療について学ぶ余裕がまったくない状態になりかねません．日本で研修をするメリット・デメリット，米国留学するメリット・デメリットをそれぞれ冷静に考える必要があります．

　漠然と「アメリカに行ってみたい」という程度の希望の場合には臨床留

学をする必要はなく，まず3カ月から6カ月ほどの見学を主とした留学がお勧めです．その留学終了後，さらに研究留学または臨床留学が必要かどうかを検討されればよいと思います．

　私の同期の放射線科医はこの原稿を書いている数日前に6カ月間の見学を終えましたが，臨床留学を決意しUSMLE受験のための準備を始めたようです．渡米前から彼女の相談に乗ってきた私としては仲間が増えて嬉しいこと、この上ありません．

女性の留学と男性の留学

　留学をするタイミングとして一番楽なのは性別にかかわらず，独身のときでしょう．自分1人であれば，留学先での収入や住居について多少問題があってもひとり我慢する（または，楽しむ）だけです．

　既婚の男性の場合は，留学中に大抵は減ってしまう収入で家族の生活レベルを保つことができるのかという問題に直面するでしょう．さらに学齢期の子どもがいる方の場合は，良い学区に住むために家賃も割高となる可能性があります．英語アレルギーの夫人が日中どう過ごすか，ということも問題です．まれに米国での生活になじむことのできなかったご夫人が，子どもたちを連れて先に帰国してしまう，ということもあります．

　既婚の女性の場合，単身赴任をするか夫婦で留学するかという二択が必要です．単身赴任は子どもがいない場合はパートナーの家事能力と理解があれば可能です．夫婦留学は向井さんタイプの留学（向井千秋さんが宇宙飛行士，夫の万起男さんは病理学で留学）です．

　米国では夫婦共働きが一般であり，「単身赴任」というのは海外派遣される軍人でもないかぎりかなりまれです．夫婦のどちらかが転職をする場合，うまくお願いすると配偶者の就職先探しに協力をしてもらえます．もし夫婦で医師であるのであれば，1人（自分）は大学関連の研修プログラムに入って，もう1人（パートナー）は研究留学をすることも不可能ではありません．就職活動の面接の際に，配偶者の就職について相談してみることをお勧めします．夫の留学について行く女性医師も自分のキャリアを

> 【留学先の情報】
> N. Randall Kolb, MD/Lori Stiefel, MD
> Co-Director, Family Medicine Residency Program
> UPMC Shadyside Family Medicine Residency Program
> UPMC Shadyside
> 5230 Centre Avenue, Pittsburgh, PA 15232 USA
> Tel: ＋ 1-412-623-2237
> Fax: ＋ 1-412-623-3012
> URL ● http://shadysidefamilymedresidency.upmc.com/
>
> Ms. Wanda L. Herbster
> Residency coordinator
> e-mail ● herbsterwl@upmc.edu
> ＊医局秘書の Ms. Wanda L. Herbster は，あと1年ほどで退職予定．その後の連絡先はホームページを参照ください

諦める必要はないのです．もちろん，仕事を一休みすることも選択の1つではあります．

本当に留学をしたいと望むのであれば

　何があっても諦めないこと．経済的な問題，家族の問題，人間関係，言葉や文化の違いといった壁は誰にとっても困難な問題です．そうした予想される困難を前に，9割以上の人たちが何らかの理由で留学を諦めてしまっているのではないでしょうか．しかし，諦めてしまえば夢が叶う可能性は確実に0％になってしまいます．逆に諦めなければ1％でも可能性があるかもしれません．

　私の場合，最初の研究留学のチャンスはやや早い時期（卒後4年目）というタイミングでやって来ました．まだ医師としても一人前とは言いがたく，留学をするには少し早すぎるようにも思いましたが，今振り返って考えれば，その機会を逃していれば今のような形で臨床留学を実現できていなかったでしょう．

巡ってきたチャンスをものにすることも大事ですが，チャンスはただ待っているだけではやってきません．絶えず可能性のありそうなところにアンテナを張り，それらしい気配があればそれを捕まえる努力が必要です．これは決して難しいことではありませんし，留学をするのであれば必要な情報収集を兼ねたものといえます．

＊　　＊　　＊

　家庭医学はまだ研修プログラムも専門医認定制度も定まっていない分野です．そのため，時に先が見えず不安を感じるときも多々あります．しかし，日本で新しい医学分野を立ち上げるメンバーのひとりとして働くという，おそらく多くの医師が経験することのない大変貴重でやりがいのある役割を果たすことができる分野です．海外留学をする，しないにかかわらず，1人でも多くの方がこの分野に関心を持っていただければと思います．

【参考文献】
1）清田礼乃，杉森裕樹，川口浩人，中村俊夫．地域住民の生活習慣病調査－夫婦間の生活習慣および生活習慣病の関連性の検討－．日本健康科学学会雑誌 19（3）：213-220，2003
2）清田礼乃，マイク・フェターズ．プライマリ・ケアと家庭医療の違い－米国におけるプライマリ・ケア医／家庭医と在宅医療の関わり．Home Care Medicine 9月号：21-23．2003
3）清田礼乃，マイク・フェターズ．つわりを乗りきる．JAPANニュース倶楽部10月号．2003
4）マイクフェターズ，清田礼乃，佐野潔．地域における家庭医療の社会的役割－家庭医を専門医として理解するために－．日本プライマリ・ケア学会誌 Vol.27（1）：p.29-35．2004
5）清田礼乃，マイク・フェターズ．流産．JAPANニュース倶楽部2月号．2005
6）清田礼乃，マイク・フェターズ．便秘への対処．JAPANニュース倶楽部3月号．2005
7）清田礼乃．痔について．JAPANニュース倶楽部4月号．2005

8) 杉森裕樹,清田礼乃,大神英一,加藤聡一郎,小橋元,鷲尾昌一,中山健夫,玉腰暁子.医学研究分野の個人情報保護-米国大学におけるHIPAA導入事例.放射線科学48(5):166-179.2005
9) 清田礼乃,マイク・フェターズ.妊娠第1期の出血について.JAPANニュース倶楽部7月号.2005
10) 清田礼乃.にきび(小児).JAPANニュース倶楽部8月号.2000
11) 清田礼乃,マイク・フェターズ.大人のにきび.JAPANニュース倶楽部9月号.2005
12) 高山明子,清田礼乃,西上尚志,ケント・シーツ,マイク・フェターズ.ミシガン大学での家庭医療学クラークシップにおけるFamily Case Studyの紹介.医学教育Vol.37(4),2006

chapter 2

理想の家庭医療を求めて
～家庭医療先進国アメリカの実情～

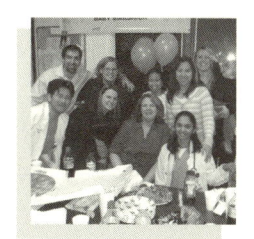

ミシガン大学
老年医学・家庭医療学科
吉岡哲也
JANAMEF Fellow2004

November 2001-June 2003
Academic fellow
Department of Family Medicine
University of Michigan

July 2004-June 2007
Resident
Family Practice
Genesys Regional Medical Center

July 2007-Present
Fellow
Geriatric Medicine
Departments of Internal Medicine
and Family Medicine
University of Michigan

❖要旨❖

　理想的な家庭医療研修の場を求めて米国にやってきた．最初はミシガン大学で家庭医療教育に触れて大変すばらしいと感じたが，一般的な市中病院でのレジデントをしてみると米国の研修にもいろいろと問題があると感じた．

　日本での家庭医療研修の体制も整ってきており，米国に行くならば家庭医になるという以上の目標を持って，それに見合ったプログラムを探されたい．私も英語が話せなかったが，それだけで留学の夢を諦めないでほしい．ここでは英語が不得手でも乗り切るためのアイデアも紹介した．

私は学生のころから現代の医療が本当に患者のためになっているのか疑問を抱いていた．医療は表面的な患者の問題にのみ対処していて，根本的な問題に触れず，そのために却って患者の苦しみを助長している場合も少なくないように思えた．

　例えば，ある臓器の症状が実は別の臓器に原因があり，治療を受けていたがために発見が遅れたり，生活習慣病に代表されるような疾患が薬のみで治療されていて，原因となる患者の行動・心理・環境への介入はほとんどなされていない．さらには医師からの一方的な治療で患者が不安を覚え，望みもしない結果をもたらしたりと，そういう例は枚挙に暇がないのではないか．

　そこで，私は全臓器にわたる研修ができ，なおかつ精神心理面のケア，家庭・環境をも考慮した治療のアプローチについて学べるような研修ができないかと学生のときに模索していた．そうしたところ，家庭医療というものが海外では行われていることを知り，これこそ自分の学びたいものではないかと感じた．

　当時日本には家庭医療学研究会がすでにあり，セミナーにも参加したが，まだ日本で家庭医療が効率よく研修できるほどの施設はなく，海外で研修を受けてみたいという気になった．しかし私の英語はと言えば，学生のときは国際交流サークルに所属して国際会議などにも参加したが，まともな会話はできず，片言とジェスチャーで意思疎通を楽しむ程度であった．

　福岡徳洲会病院で研修をすることにしたのは，スーパーローテイトを採用していたことと，自分の希望に合わせて研修のスケジュールが組めたからである．ここでは全臓器にわたる実に豊富な症例を経験することができ，また米国で一般内科教育の経験のある先生からも熱心な指導を受けることができた．

　おかげで幅広い技能とともに，どのような患者が来ても躊躇せず最後まで責任をもって診ていく姿勢を身に付けられた．しかし，毎日多くの患者の診療に追われる中で，患者の心理や環境など考えるゆとりはなく，自分の理想とは程遠く感じられた．

そうした中，名古屋大学総合診療部（以下，名大総診）に総合診療の分野でパイオニア的な存在の伴信太郎教授が就かれ，ミシガン大学家庭医療学科（University of Michigan, Department of Family Medicine）と交換留学が始まるという話を聞いた．伴教授のもとで働けることもさることながら，ミシガン大学の日本人クリニックで家庭医療が経験できるのは，英語のできない私にとって非常に魅力的なものであった．

アカデミック・フェローからのレジデンシー挑戦

2000年に名大総診に医員として赴任し，翌年，開設したばかりの名大大学院総合診療医学講座の大学院生となって，同年あの9.11テロのあとから間もない10月，ミシガン大学に留学した．大学院は2年を限度に海外留学を認めており，日本での学職歴を中断することなく留学することができた（結局，レジデンシーのため休学することにはなったが）．

交換留学の目的は，日本の医師に米国の家庭医療を体験させ，また家庭医療における医学教育，研究の手法を学ばせるというものであった[1]．たしかにこの期間，家庭医療に触れることはできたがその時間は限られており，また日本人クリニックの患者は比較的若年で，家庭医療のすべてを学べたようには思えなかった．しかも，手技的なことは米国の医師免許がなかったので，まったくできなかった．

ここで1年間過ごしたからといって，日本に帰ってから（目標であった）家庭医として認められるわけではなく，米国で家庭医療のレジデンシーをしたいという思いがいっそう募った．

しかしながら，私の英語にはあまり進歩は見られなかった．カンファレンスやワークショップに参加してもほとんどついていけず，とてもレジデンシーはできないだろうと諦めかけていた．そうしたところ，やはり英語でとても苦労された日本人現役家庭医療レジデントに出会い，とても勇気づけられた．

この先生は英語のために進級保留措置に遭いそうになったが，立派にレ

ジデントとして活躍されていた．自分にもできるかもしれないと思い直した私はこの時からUSMLEの対策を始めた．

私のUSMLE・レジデンシー面接攻略法

　USMLE対策はカプランのビデオコースを受けた．このプログラムがいいかどうかはわからないが，私にとってはリスニングの強化に役立った．講義の内容は半分も理解できなかったが，テキストがあるのでそれを参考にある程度内容を追うことができた．4月からカプランに通い，Step 1と2を一緒に申し込むと，それぞれ3カ月間の受講期間があわせて9カ月間になったので，この9カ月で決着をつけることにした．

　最初はなかなかはかどらず，Step 1の受験は10月になってしまったが，その後は2，3カ月おきに試験を受け，12月にTOEFL，翌年2月にStep 2，そして3月にはCSA（現Step 2 CS）[2]，6月にStep 3とそれぞれ合格することができた．Step 3を受けたのは何とかその年にレジデンシーが始められないかと模索していたためである．私はいわゆるJ-1 researchと呼ばれるビザで渡米しており，それを直接J-1 clinicalに変更することは原則認められておらず，H-1ビザを取得する必要があった[3]．

　しかしながら6月のStep 3合格というと，ほとんどレジデンシーが始まろうかという時期であり，その年のポジションの獲得には至らなかった．その時点でポジションに空きのあるプログラムもないわけではなかったが，H-1ビザをサポートしないというプログラムも多く，それ以上にビザが取得できるとしてもいつ発行されるかわからない状況を理由に敬遠されたのではないかと思う．

　結局，翌年のマッチングに参加した．意外にも応募したほとんどのプログラムから面接のオファーが来て，どこの面接でもかなりの好感触であった．英語はまだたどたどしかったが，気付かれないようにするため，事前に様々な質問を想定して答えを作り，家庭教師と何度も練習して臨んだ．こちらから面接者にする質問を用意しておくことも忘れなかった．

　質問をして相手ができるだけ話すように仕向けられれば，自分がボロを

出す機会も減る．しかしあまり相手に話させ過ぎると，無口だとか社交的でないと思われて却ってマイナスになるので，自分が自信を持って話せる話題についてはしっかりと意見を述べた．なかなか話の糸口がつかめないときには，「日本ではそのことについてはこんな状況ですよ」と話を日本に移し，話せる機会を増やした．私の経験から言っても，面接者は日本の状況にとても興味を持っており，結構話が弾んだ．

　面接中は英語がわからないこともしばしばであった．分かった振りをしているなどと思われれば致命傷であり，どうしても聞き直さないといけない場面も出てくる．聞き直したところで，もう一度同じことを繰り返されたなら，おそらくわからないことに変わりはない．そこで私はある程度，会話の流れとして理解できたことをもとに，何についての質問なのか，あるいは話しているのかを推測して，"Are you asking …?" とか "Do you mean …?" といったセンテンスを使って聞き返すようにした．そうすると，前回と違った言い回しで説明してくれることが多く，背景や質問の趣旨などを説明してくれたりすることもあって何度も聞き返して，英語の能力が疑われるという事態を避けることができた．

　以上は私が試みたことである．面接対策についてはどれだけ効果があったか定かでないが，少なくとも面接を乗り切ることはできた．いずれにせよ自分の弱点を補うための対策は十分に立ててほしい．

　ある大学のプログラムからプレマッチのオファーもあったが，最終的にGenesys という市中病院のプログラムを選んだ．Genesys のような市中病院か，あるいはミシガン大学のような大学施設か悩んだ末に Genesys を選んだのは，市中病院である Genesys のほうが扱う疾患が多様で症例数も多いのではないかといった印象があったからであった．家庭医療の守備範囲をフルに体験するという点では，市中よりは僻地医療系のプログラムのほうがよかったのかもしれないが，あるプログラムを見学してみて指導医のレベルに若干の不安を感じた．

　また，すでにミシガン大学で大学ベースのプログラムのことはある程度

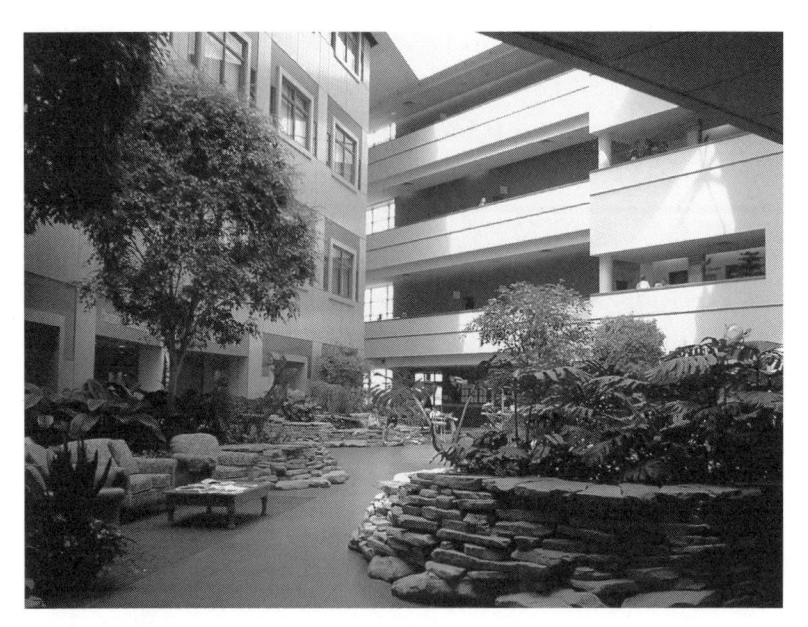

▲ Genesys自慢のリゾートホテルのようなAtrium

知っており，市中病院を選んだほうがバランスも取れるとの判断もあった．市中病院の中でGenesysを選んだ理由としては，産科と小児科が強いと謳っていたからである．私には内科のバックグラウンドがあり，それ以外の主要な科を重点的に学びたかった．

レジデンシー開始も英語で四苦八苦

　2004年7月より私のレジデンシー生活が始まった．私の英語はと言えば，大体要点は掴んで最低限の意思表示ができるほどにはなっていた．それでもしばしば患者のことばが理解できず，当初はかなりのストレスであった．

　最も辛かったのは電話である．普段は表情やジェスチャーなどでどうにかなる部分もあるが，電話だとこれが通用しない．特に当直で深夜に指導医やコンサルタントに指示を仰ぐための電話をかけなくてはならないとき

など，相手が寝ぼけていると何を言っているのかさっぱりわからないこともあった．

　こんな状況だと医療ミスにもなりかねないが，私はそれを防ぐため次のようにするよう心掛けていた．常に電話を切る前に自分が今から患者に行うことを1つひとつ繰り返し確認する．そして，最後に必ず何か漏らしたことがないかを再確認する．こうすることによって，3年間何の問題も起こさずに済んだ．

　毎日緊張感を持ちながら英語を使っていると，さすがに英語力も向上してきた．1年目のうちは患者の部屋に入っていくのに多少の勇気が要ったものの，2年目になるとそれもなくなり，患者を診るのが楽しくなってきた．これは英語だけの問題ではなく，こちらのシステムに慣れたということもあるのだろう．このシステムの違い，さらには文化の違いというのは英語が不完全なうちは非常に厄介だ．これらをある程度知っているだけで，英語への対応力も増すにちがいない．レジデンシーを始める前から，米国の医療に触れる機会をできるだけ多く持ちたいものである．

　英語が話せるようになってからレジデンシーをすればいいのに，と思われる方もいるかもしれない．しかし，レジデンシーを終えた今でも英語では苦労することが多いのを考えれば，そんなことを言っていたら一生レジデンシーなどできなかっただろう．特に30歳を過ぎてからとなると，生活上必要とされないかぎり"日本語脳"からの脱却は無理だ，と言いたくなる．けれども，英語ができないからといって米国研修の夢を諦めないでほしい．もちろんそうはいっても，英語力不足のため研修を修了できない例は実際にあるので，それなりの覚悟をもって臨まれたい．

　英語ではいろいろ苦労したが，この3年間で家庭医としてさらに成長できた．特に産婦人科，予防医療，乳幼児のケアでは成果が大きかった．しかしながら，家庭医療の研修自体には失望させられることも少なくなかった．これは，米国家庭医療研修への私の誤解と過剰な期待が関係していたと思う．

　日本では米国の家庭医療についてよい話しか聞かなかったし，実際，他

の在米レジデントの先生からも聞いていたのとは違ったという声を耳にする．私自身米国の家庭医療研修がいかにすばらしいかをすでに語ったし[1]，これから留学を目指そうとしている皆さんに誤解のないように，ここではあえて米国での家庭医療研修に潜む問題と思われる点について述べさせていただきたい．

米国研修の質を低下させかねない要素

一般開業指導医のレベルに注意

まず1つ目は，研修に携わる指導医はどこでもみな教育に熱心で，教育者として優れているとは限らないということである．研修プログラム専属の指導医は大体どこでも皆教育熱心だとは思う．ところが Genesys での研修を始めてみると，内科，小児科といったコアなローテーションでさえ指導医は専属指導医ではなく，それぞれ市中の内科系，小児科の開業医が2週間交代で指導医としてやってきていた．

これらの指導医は必ずしも教育に関心があるから選ばれたわけではなく，この病院に患者を入院させることのできる医師の中から持ち回りで選ばれていたようだ．中にはすばらしい指導医もいたが，教え方や臨床能力に疑問を感じる場合も少なくなかった．これは指導医の大部分をその地域で開業する医師に依存しなければならない市中病院に起こりうる問題と言える．

私は，ある程度教育の質が落ちることを見込んだうえで市中病院を選んだが，これは予想以上であった．こういう問題は大学関連のプログラムでは起こりにくいのではないかと思う．現在，ミシガン大学に老年医学フェローとして戻ってきて，いっそうそう感じる．まず大学に所属する指導医の多くは何らかの指導医養成コースを受けている．ちょっとした教育のチップを知っているだけで教育はより効果的なものになる[4]．医学教育学の成果をこのような形で臨床教育に適用しているのが米国の医学教育のすばらしい点である．

一般開業医が指導医養成コースを受講することも可能だが，そういう開業医は少なく，一般開業医に教育を依存しているプログラムではその恩恵を受ける機会が少なくなる．市中病院ベースのプログラムに応募する際には，各科ローテーションの指導体制・指導医がどうなっているのかを注意してチェックしたほうがよいだろう．

不十分な研修量

　2つ目は，レジデントの研修時間が短いということである．よく知られたことだが，米国レジデントの労働時間はしばらく前から制限されるようになり，2003年には週平均80時間以下までになった．私自身は制度が変わってから研修を開始したこともあり，実際にこれがどれほど影響したかはわからない．しかしレジデンシー3年間を終えたところでの経験した症例数は，これから一人前の医師として診療をしていくのにはとても物足りなく感じられるものであった．実際多くの家庭医療の指導医も，労働時間制限が診療や教育にポジティブに働いたとは思っていないようだ[5]．

　私の経験から言えば，とりわけ内科入院診療については3年間で5カ月しかなく（ICUなども含めるともう数カ月），家庭医が入院患者に対して多くのケースで他科紹介にいたるのは研修中に十分な症例数を経験できないことが一因なのではないかと思う．また，こういう現状では，米国の家庭医も英国のように入院患者はホスピタリスト（hospitalist）に任せるべきだと私は思っている．

　そうした場合，入院患者への継続的医療の問題が懸念されるが，実際には多くの家庭医がグループ診療を行っており，患者を診に行くのは主治医とは限らず，グループ内のその日の入院担当の医師である．それならば，信頼するホスピタリストと連絡を取り合いながらケアするのと，あまり変わらないのではないだろうか．

　レジデンシー3年間は短いという米国の家庭医療指導医も少なくない．家庭医療レジデンシーを4年間に延長すべきだという声も聞かれる．実際，Preparing the Personal Physician for Practice（通称P^4）という試験的な

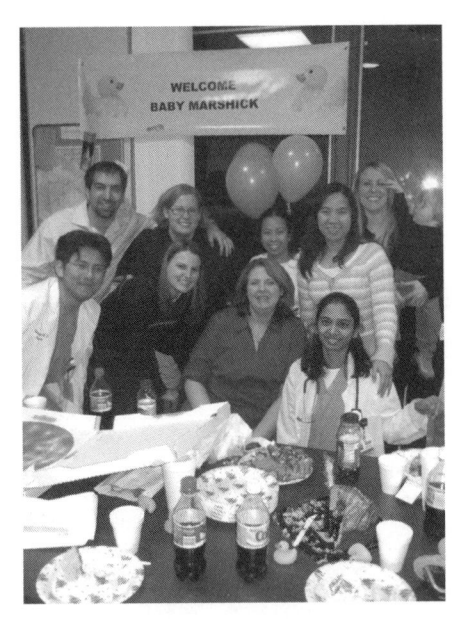

▲なぜか当直室に雪崩込んできた Baby Shower の一群

プロジェクトがいくつかのプログラムで始まったが，プログラムによっては研修期間を4年間に延ばすところもある[6]．

　余談になるが，労働時間制限がレジデントの教育に及ぼした影響に関してはいろいろ報告がなされている．調査の結果は様々だが，レジデントの生活の質の向上という点では一致した見方をしているようだ．レジデンシーの1年目は少々大変かもしれないが，2年目以降は私生活も充実する．また，院内のアメニティーは多くの病院で十分な配慮をしている．Genesysでは，当直室にLa-Z-Boyのソファーと特大テレビがあり，レジデント生活は非常に快適であった．

サイコソーシャル・アプローチの訓練不足

　3つ目は，日常診療におけるサイコソーシャル・アプローチの教育不足である．サイコソーシャルな側面への関与は，家庭医を家庭医たらしめる

最も重要な要素であるはずだ.

　確かにサイコソーシャルの部分を扱う行動科学のカリキュラムは3年間を通してあり，Genesysでは行動科学の指導医はとても教育的で，講義は充実していた．しかし，それらは気分障害，不安障害，中毒性障害，ADHDなどの明らかにサイコソーシャルな問題への対処が中心で，日常外来で他の疾患を持つ患者に対してどのようにサイコソーシャル・アプローチをするのかを十分に教えるまでには至っていなかった．

　外来でのプリセプティングの際に，患者背景や，疾患（disease）に対してどう考え，どう感じ，それによってどのような問題が生じ，何を期待しているかという患者の'病い（illness）'としての側面[7]が検討されることがあまりなかったのは非常に残念であった．Patient-Centered MedicineやNarrative Based Medicineなどと言われて久しいが，現場での教育はこのような状況であった．

　幸いにして私は，ウェスタンオンタリオ大学（University of Western Ontario）にDr. McWhinneyやDr. Stewartを訪ねて，彼らの著書"Patient-Centered Medicine"について学ぶ機会を持った．カナダでは家庭医認定試験でpatient-centered clinical methodが実技試験の評価項目となっているのをその際に知った．その後も特にこの分野に興味を持って，度々Society of Teachers of Family Medicineの年次総会に参加した．しかし，この分野の教育を精力的に行っているレジデンシープログラムはあまり見当たらず，米国ではこれらの概念の家庭医療研修への適応がまだ進んでいないという印象を受けた．

　レジデントたちが，こうした分野へ興味を持たないのも残念だ．特にIMG（international medical graduates；米国外医学部卒業生）はその傾向が強いのかもしれない．多くのIMGにとって，米国に来る目的はより豊かな生活をすることであって，効率よく患者を診て経営効率を上げることにより興味があるのである．

　米国医学部卒業生たちにも同様の傾向はある．彼らは大きなローンを抱えており，3年経てば開業医（グループ診療に参加して最低年棒プラス歩

合制という形で始めることが多い）として半独立してやっていかなければならないわけで，いかに採算を取っていくかは大きな関心事である．もちろん，効率性は安定した診療を維持するうえで非常に重要なことであるが，それを意識しすぎるために患者の'病い'の部分が見過ごされているようにも感じられた．

産科の放棄，強まる他科への依存

　4つ目は，家庭医療の専門性を成す大きな要素である「診療範囲の広さ」が米国では狭まってきていることである．特に顕著なのは，多くの家庭医が産科を放棄しているという事実である．

　家庭医がお産をしないのは，医療の効率化とお産をより安全に行うためにも私は支持したい．ただし，せめて家庭医が妊婦検診だけは担っていくのが理想的であるように思う．妊娠を扱いお産に関わると，その家族の家族力動が比較的よく観察でき，家庭医の家族へのアプローチをより容易にすると思えるからである．また，出産後の新生児のケアについてもその力動を理解しながらスムースに進められる．そういった点からも，産科研修は家庭医療研修の中で重要な意味を持つと考える．今後とも産科は家庭医療レジデンシーの必須研修であり続けるが，多くの家庭医が産科を放棄した現在，レジデントが卒業までに必要最低限の数のお産が厳密にはこなせないプログラムも少なくないようである．

　産科以外では，先述したように入院患者に対する他科紹介が多いように感じた．胸水が貯まると呼吸器科に紹介して穿刺してもらい，脳梗塞であれば神経内科に紹介するといった具合である．外来でもすぐに専門医に患者を送るケースが多いように感じた．時には治療方針がわかっているにもかかわらず，他科へ紹介することもあった．関節穿刺，陥入爪の処置など比較的簡単な手技をもためらう指導医さえいた．

　これらは医療訴訟が頻繁に起こる米国の事情に関係したものと思われる．家庭医レベルで対処できる問題も，かなりの数が今は専門医に流れているのではないだろうか．ある調査によれば，米国では1年間に65歳以下の

患者のうち60～80％の人がサブスペシャリスト（臓器別専門医）にかかるそうで，カナダ・オンタリオの31％，英国の16％に比べて圧倒的に多い[8]．これは各国間の専門医の数の差を反映している面もあろうが，米国でマネージド・ケアがこれだけ浸透した状況にあって，家庭医もかなりの数の紹介をしないと，ここまでの数にはならないのではないだろうか．

他には，米国の医療システム自体が家庭医の診療行為を間接的に制限している側面もある．画像診断はそのいい例であろう．米国の家庭医は画像読影をしなくても済む．単純X線でさえも全部放射線科医が読影するからである．X線を自ら読影する家庭医も一部にはいるが，CTの読影にいたってはほとんどできないと言っていい．

プライマリ・ケアの場でCTが多用されるのはそれはそれで問題だが，入院や救急までみるとなると，ある程度の読影能力は持っていてほしいものだ．また，米国では超音波診断に通じた家庭医がほとんどいない．超音波ならプライマリ・ケアの場でも使いやすいし，迅速な診断と治療が可能になって医療の質の向上が期待される．

このように米国では他専門科への依存の高さが懸念されている．確かに多くの専門科が協力して最高の医療を提供するというのはひとつの理想であろう．しかし，そのためにはそれなりのコストが伴うわけで，それが医療費増大の一因となっている可能性が高い．これが引いては米国国民の医療へのアクセスを制限し，米国全体の医療の評価を低下させているのではないかと思う．

プライマリ・ケア医が費用対効果に優れていることを示す研究が多くあると聞くが，米国の家庭医はそれを存分に発揮できていないかもしれない．これから超高齢化社会を迎えるにあたって，いかに医療費を抑えながら良い医療を提供していくかが課題となるわけで，家庭医を中心としたコアとなる職種の人たちでかなりの医療を提供することが望まれてくるのではないだろうか．

また，専門科の利用が質の高い医療をもたらすとは必ずしも言えないとした議論もある．プライマリ・ケア医と専門医で密に連絡を取り合えれば

話は別かもしれないが，米国では専門科から紹介の返事が戻ってくる率が他の先進国と比べて低く，多くの専門科が関わるほどミスコミュニケーションが増えている[9]．また，地域のサブスペシャリスト数とプライマリ・ケア医数の比率と死亡率の関係を研究した35件の報告のうち，25件でサブスペシャリストが多いほど死亡率が高いという結果が出ている[8]．

米国医療の総合評価は，さまざまな報告で先進国の中では下位にランクされている[10]．そのうえ，国民1人当たりの医療費は他国の少なくとも倍以上はする．多国間比較はいろんな要素が関係するため単純な比較は難しく，この結果から米国の医療レベルが低いという結論には必ずしもいたらないが，問題が山積していることは明らかである．

米国は家庭医療の歴史が30年以上あって家庭医療先進国とよく聞くが，これまでの議論からしても家庭医療が米国の医療において成功したようには見えない．むしろ現在は後退感さえある．Future of Family Medicine[11]や最近ではPatient-Centered Medical Home[12]といったプロジェクトが立ち上がったのも，米国の家庭医療のリーダーたちがこういった状況に危機感を抱いている現れではないだろうか．

ひとつ上の目標を

以上，米国家庭医療研修について批判的に述べてみた．特に最後のほうでは米国の医療事情といった異なった次元のことにも触れたが，それはこれが米国家庭医療研修の質へも大きく影響していると考えるからである．また，米国の家庭医療が理想的で世界のスタンダードと思っている人が少なくないと感じるからである．これから米国で家庭医療研修を目指そうとする人たちには，ぜひともこうした現状を知り，そのうえで自分の理想にフィットするプログラムに巡り合ってほしいと思う．

もちろん，私の書いたことは，自分が受けた研修がもとになっているので，それをもって一般論とすることなどできない．しかし，この3年間他のプログラムの情報取得に努め，自分のプログラムの特殊な部分を極力排

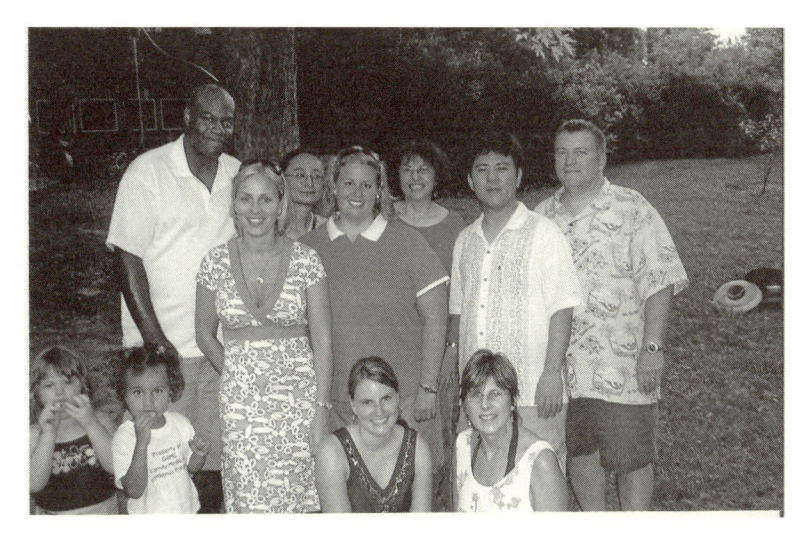

▲指導医の家の広大な庭で卒業記念パーティ

して書いたというのも事実である.

　先に大学ベース,市中病院ベース,僻地医療系などと表現したが,ひとつひとつのプログラムはユニークで,単純にこのような分類でプログラムの内容を判断できるものではない.大学ベースのプログラムでも,市中病院や一般開業医へのローテーションを多く取り入れている場合もあるし,市中病院ベースのプログラムが大学の家庭医療プログラムと連携して,アカデミックな部分を補強している場合も多い.米国の家庭医療レジデンシープログラムは数多くあり,ひとつひとつすべてを見ていくことなどとてもできないので,上記の分類を参考にしながら希望するレジデンシーを求めていったらいいと思う.

　個人的には,米国での研修後に日本で家庭医養成に携わりたいという人には大学に基盤を置いたアカデミックなプログラム,あるいは家庭医の幅の広さをフルに研修できる僻地医療系のプログラムのいずれかを中心に探すことを特にお勧めしたい.米国に移住して一般開業医としてやっていきたいのであれば,よりプラクティカルな市中病院ベースのプログラムがい

> 【留学先の情報】
>
> Kenneth E. Yokosawa, MD
> Director
> Family Practice Residency Program
> Genesys Regional Medical Center
> URL ● http://www.genesysfp.org/
>
> Ms. Beverly Kittle
> One Genesys Parkway・Grand Blanc
> Michigan 48439・810-606-5000

いかと思う．

　家庭医になるのに米国に渡るべきかどうか迷っている人の話を聞くことがある．中には，米国に行かないと真の家庭医にはなれないのではないかと心配している人もいるようだ．米国の家庭医養成のシステムにもいろいろ問題が潜んでいるわけで，米国に行ったからといって自分の理想とする家庭医になれるとはかぎらない．むしろ日本でも家庭医療の後期研修プログラムが多く立ち上がった昨今，日本でより良い研修が受けられる可能性もある．現に，北米で家庭医療の研修を積んだ先生方によるプログラムも軌道に乗ってきていると聞く．今後は日本の医療の良さを併せ持った，より先進的で高度な家庭医療の発展が期待される．

　このような状況では，米国に渡り臨床研修を行う理由として単純に「家庭医になりたいから」とは言いにくくなってきているように思う．もし本気で米国で家庭医療を学びたいと考えているならば，もう少し上の目標を設定することをお勧めしたい．

　例えば，「家庭医療における行動科学のエキスパートになりたい」「帝王切開までマスターして僻地離島医療に貢献したい」「日本でもスポーツ医学，老年医学，思春期医学などを家庭医療のサブスペシャリティとして発展させたい」「家庭医療を日本でもっと学術的な専門分野に発展させるため，米国の重厚な家庭医学システムから学びたい」など，いろいろあると思う．

こういったことをやりたいのであれば，よりリソースが豊富でシステムの整った米国に行くメリットは大きい．ただし，レジデンシーの間にこの目標を達成することは難しいので，そのあとのフェローシップなどを念頭においてレジデンシーの選択をされるのがよいだろう．

　以上，冗長で散漫になったきらいもあるが，書き切れなかったことはまだたくさんある．米国臨床留学に当たってはこういった出版物もさることながら，多くの先輩の先生方の意見を聞いて，自分に最もフィットするレジデンシーを見つけてほしい．
　この原稿の執筆にあたって，在米の現役家庭医およびレジデントの先生方からも助言をいただいた．最後に，留学に際し多大な支援と助言をいただいた，日米医学医療交流財団をはじめ多くの方々に，この場をお借りして深くお礼を申し上げたい．

【参考文献】
1) 名古屋大学総合診療部ホームページ／留学コーナー www.med.nagoya-u.ac.jp/general/main.html
2) 吉岡哲也：私のUSMLE攻略法―Step 2 CS．佐藤隆美，中川伸生編著：アメリカ臨床留学への道　改訂第3版：101〜111，南山堂，東京，2005.
3) 吉岡哲也：米国臨床留学を勝ち取るための攻略法．ばんぶう 2004年4月号〜12月号.
4) マイク・フェターズ，吉岡哲也，佐野潔，ケント・シーツ：プライマリ・ケア医の外来教育への参加．医学教育 2004，35：83－88．
5) Choby B, Passmore C. *Faculty perceptions of the ACGME resident duty hour regulations in family medicine.* Fam Med. 2007 Jun; 39（6）: 392-8.
6) *P4 Participants Promise Innovation, Creativity in Residency Education.* AAFP News Now, February 19, 2007. www.aafp.org/online/en/home/publications/news/news-now.html
7) 山本和利編著：脱専門家医療．診断と治療社，東京，2001.
8) *Researcher warns of dependence of subspecialty care.* AAFP News Now, June 27, 2007. www.aafp.org/online/en/home/publications/news/news-

now.html
9) Schoen C, et al. *Taking The Pulse Of Health Care Systems: Experiences Of Patients With Health Problems In Six Countries*. HEALTH AFFAIRS. 2005 Nov 3, W 5-509-525
10) Davis K, et al. *MIRROR, MIRROR ON THE WALL: AN INTERNATIONAL UPDATE ON THE COMPARATIVE PERFORMANCE OF AMERICAN HEALTH CARE*. May 2007. www.commonwealthfund.org.
11) Future of Family Medicine Project Committee. *The Future of Family Medicine: A Collaborative Project of the family Medicine Community*. Ann Fam Med. 2004 Mar-Apr; 2 Suppl 1: S3-32. www.annfammed.org.
12) *Patient-Centered Medical Home Is Key to Health Care*. AAFP News Now, May 14, 2007. www.aafp.org/online/en/home/publications/news/news-now.html

chapter 3

プライマリ・ケアが全人的医療であるということ
〜行動科学トレーニングへの挑戦〜

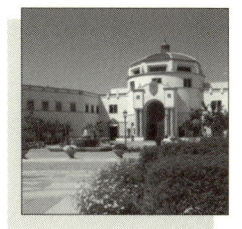

サンディエゴ大学大学院修正課程
家族療法プログラム
カリフォルニア大学サンディエゴ校家庭医療科
コラボレーティブケア・プログラム

若林英樹
JANAMEF Fellow 2007

September 2005-Present
Graduate Student and Therapist Trainee
University of San Diego
Marital and Family Therapy Program
University of California San Diego (UCSD)
Family Medicine
Collaborative Care Program

❖要旨❖

　プライマリ・ケアにおける"行動科学"をわが国へ導入しようという目的で，米国家庭医療と家族療法（ファミリーセラピー）のコラボレーションに学ぶこととなった．家族療法大学院生としての勉強，家庭医療におけるセラピスト研修生としての行動科学臨床トレーニングは大きなチャレンジであるが，その学びは大きく目からうろこが落ちることの連続である．このトレーニングが，今後のわが国のプライマリ・ケア研修における行動科学カリキュラムの開発に役立つことを確信している．

2005年5月，カリフォルニアの最南端に位置する年中温暖な都市，サンディエゴに家族とともに到着した．透き通る青空と木々の緑，青い海が美しく映える街だ．私は不安と期待で胸をいっぱいにしながら，行動科学・家族療法という未知の世界の門をたたいた．

行動科学臨床留学をめざしたきっかけ

家庭医療と行動科学の関係

　患者の心理・行動・社会面が病気の発症や治療経過に大きく影響するというのは，臨床医はよく経験することだと思うが，どのようにそこへアプローチするかはなかなか難しい．例えば，糖尿病，高血圧，心疾患などコモンな身体疾患を考えてみても，投薬し必要な行動変容を「処方する」までは難しくないが，患者がそれを実行できるためにどのように援助するかという次のステップとなると，有効な手段が確立されているようには見えない．

　また，うつ病や不安障害，アルコール問題といった，プライマリ・ケアにおいてコモンな精神疾患については，どこまでどのようにプライマリ・ケア医が診られるのか，さらにはどのタイミングで誰に効果的なリファー（紹介）ができるのかはそれほど簡単ではない．いずれの場面でも，限られた診療時間内に勇敢に取り組もうとすればするほど，医師自身が無力感やフラストレーションに苛まれることも多いだろう．

　米国では家庭医療において行動科学が必須科目となっており，そこで心理社会的側面へのアプローチのトレーニングを受けることができる[1]．これは，プライマリ・ケアが専門領域として位置づけられ，バイオサイコソーシャルモデルを積極的に取り入れてきたことを反映しているのだろう．

　一方，日本では，この領域の教育は基本的臨床能力レベルでも，プライマリ・ケアの特異的な専門レベルでもきわめて不備だと言われている[2]．全人的な医療が実現されるためには，ここを何とかできないだろうか，米

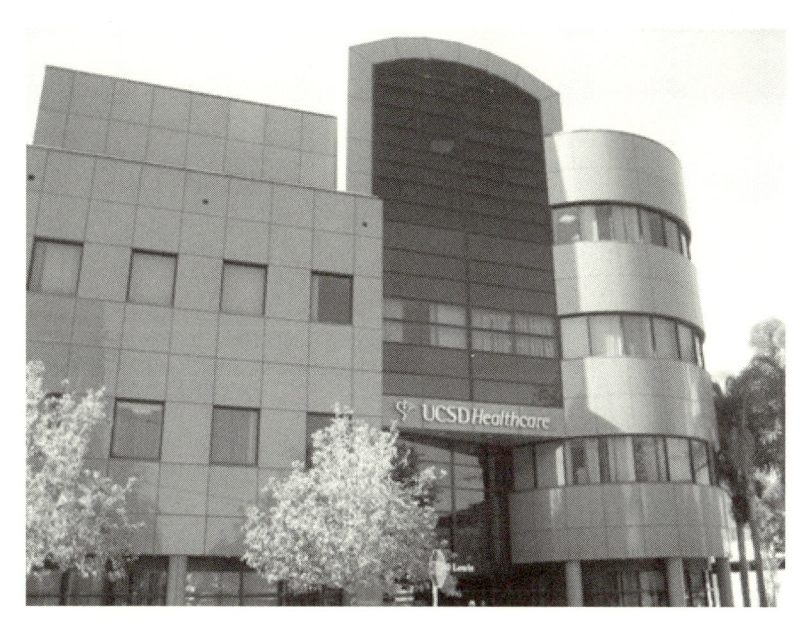

▲ UCSD 家庭医療科 Lewis Office

国行動科学トレーニングを日本へ導入できないだろうか,という問いが私の留学計画の動機だった.

サンディエゴ大学家族療法プログラムを選んだ理由

　行動科学と一言でいっても,心理学系,社会学系など多彩な学問領域が統合された科目であるため,どこでどのように臨床留学できるのか,日常業務を行いながら情報を集めるのは初め容易ではなかった.しかしいろいろ調べていくうちに,ロチェスター大学やサンディエゴ大学の家族療法部門が家庭医療のコラボレーションに力を入れているということがわかってきた.

　他にも clinical psychology,社会福祉学,公衆衛生学などいろいろな角度から行動科学のトレーニングを受けられる可能性はあったが,どれか1つを選ぶとなると,家庭医療のまさにコアでもある「家族」を中心に扱っ

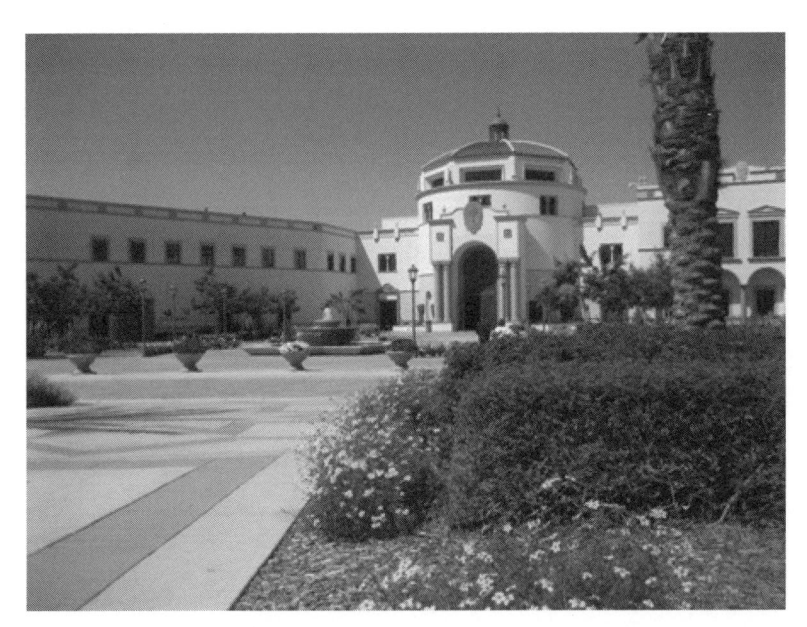

▲サンディエゴ大学キャンパス

ている"家族療法(ファミリーセラピー)"の視点から学ぶのがベストではないかと考えた.

　ロチェスター大学は松下明監訳『家族志向のプライマリケア』[3]によって紹介されているように,家族療法の医療応用分野のパイオニア的存在であり,優れた人材と業績には目を見張るものがあった.一方,サンディエゴ大学家族療法プログラムのディレクター,Todd Edwards, PhD はインターン*をロチェスター大学で修め,サンディエゴにて UCSD 家庭医療科の行動科学部門と協働して,新しいプログラムを発展させようとしているところが魅力的だった.

　　*米国の臨床心理学博士 PhD in clinical psychology を取得するためには,臨床研修(インターン)が義務付けられている

　2004年,私は両者のディレクターに会い,いずれもプログラム,ファ

カルティーともすばらしいうえに,サンディエゴには日本人も比較的多く,日本人を対象に臨床活動ができそうな可能性があったこと,また年中温暖な気候も魅力だったこともあり,サンディエゴに決まった.

留学先が決まったあとの大学院出願手続きは,エッセイ(小論文)作成,国際教育評価の第三者機構 International Education Research Foundation による大学時代の成績の審査,237点を要求される TOEFL のための勉強など,時間と忍耐をかなり要するプロセスであった.TOEFL ははじめ独学で伸び悩み,非常に苦労したが,最終的にはサンディエゴ大学の語学学校の TOEFL コースを履修し優れた指導者と仲間,適切なテキストに出会いやっと合格した.

いまは IBT に移行してしまったため,私の経験はもう役立たないかもしれないが,やはり20歳頃までに英語圏で学生生活を送った経験のない人が大学院レベル(CBT 237～250点以上)を目指す場合,listening や writing が難関となりやすく,日本語のテキストを用いた独学はあまり効果がなかった.英語教育の専門家に指導を仰いだほうが懸命と考えられた.

ファミリーセラピーの大学院教育 ～コースワーク～

ファミリーセラピストが養成されるサンディエゴ大学大学院(修士課程)について概説する.まず全体に非常に厳しいトレーニングで,夜も週末も勉強という生活が2年間続いた.初めは言語の壁のせいばかりかと思っていたが,次第にクラスメートも皆同じように疲れを見せながら頑張っていることがわかり,グループで勉強するなどお互いに助け合って勉強した.そのプログラムはコースワークと臨床実習の2つの部分から構成される.まずコースワークでは14科目,合わせて49ユニット(表1)学ぶが,その中で特にプライマリ・ケア領域に関連が深い内容をまとめる.

プライマリ・ケア医にとって有用な家族アセスメントのツール

まず,family theories I & II, family studies, assessment & treatment of

表1　サンディエゴ大学大学院　家族療法プログラムのコースワーク科目

家族療法における研究　research in family therapy	3 (units)
家族療法理論　family therapy theories I	3
家族療法理論　family therapy theories II	3
精神病理学　psychopathology	3
家族療法における倫理法制　ethics & legal issues in family therapy	2
多様性と家族療法　diversity & family therapy	1
家族研究（家族発達）　family studies	3
子供・家族問題のアセスメントと治療　assessment & treatment of child/family problems	3
心理学的評価　psychological testing	2
発達精神病理（子供の精神病理）　developmental psychopathology	3
精神病理薬理学　psychopharmacology	2
家族，システムと健康　families, systems & health	1
カップルとセックス療法　couple & sex therapy	3
薬物・アルコール問題　treatment of drug and alcohol problems	2
臨床実習クラス　practicum	15

child/family problems では，家族をシステムとしてどのようにアセスメントするかという理論やツールを学ぶ．家族システム論，家族の発達段階，家族構造，家族図，各種治療理論（認知行動療法，solution-focused therapy など）などを用いて，問題をもつ個人と家族をより深く理解し，それを言語化することが効果的な治療介入を決めるのに必須である．これは医療において診察，検査を用いて診断を決めるのが治療法の決定に必要なのに似ているかもしれない．

また，行動科学臨床でしばしば遭遇する危機的状況（自殺や他害の危険，児童虐待，ドメスティックバイオレンスなど）におけるアセスメントも学ぶ．ここでも的確なアセスメントが介入決定のためには必要であるが，このような危機はプライマリ・ケア臨床においてもまれではないだろう．

例えば，自殺をほのめかした患者を前にしたとき，このまま帰して本当によいのかを評価するためには，衝動の頻度や強さ，自殺企図歴，精神疾患病歴，治療薬の服用状況，アルコール・薬物依存の有無，凶器所持の有

無，犯罪歴，家族などのサポート態勢，その他のストレス要因など，いろいろな角度からのアセスメントツールを持っていれば，入院のため精神科へ紹介すべきかどうか，家族を呼ぶべきかどうか，警察へ通報すべきかどうかなどの判断がより的確にできる．

コモンな精神疾患の診断と治療

　Psychopathology, psychopharmacology などでは，精神科的診断とその診断に基づいた基本的治療法を学ぶ．米国では他職種の間で精神科診断が共有できるように DSM-IV を用いるのが常識になっているので，ファミリーセラピストもそれが使えるようになる必要がある．そして，特にコモンな精神疾患，うつ病，不安障害，アルコール・薬物依存，子供の ADHD，自閉症などについての基本的治療を学ぶ．

　特に印象的だったのは，UCSD 家庭医療―精神科コンビネーションレジデンシーの clinical professor, Margaret McCahill, MD による psychopharmacology の授業で，プライマリ・ケアレベルでコモンな精神疾患の，最近のエビデンスに基づいた各種治療法が見事にまとめられていたことである．薬物療法における薬剤の使い分け，サイコセラピーの適応，また薬物療法とサイコセラピーのコンビネーションの適応など，プライマリ・ケア医ならぜひ知っておきたい情報が満載であった．

　例えば，プライマリ・ケア医を受診することがもっとも多いと言われている不安障害の治療では，薬物療法の第一選択として SSRIs と，認知行動療法などサイコセラピーが効果的，というのはコンセンサスを得ているようだ．漫然とベンゾジアゼピン系薬剤を処方されていることが多い日本の状況とは隔絶の感があった．

厳しいが満足できたコースワークの学習

　コースワーク全体としては，こなすのが非常に大変だったが，とても高い学習効果が得られたと思う．大変だったのはまず課題や試験が多いことである．毎回授業前の読書課題，1 コースにつき複数のレポートやプレゼ

ンテーション，また中間試験と期末試験もあり，1学期に3つ，4つの授業をとらなくてはならないため，それらが重なり大変なことになった．しかし同時に，どの授業もとてもよく準備され，実践的な知識や技術が詰まっていて，また，とてもインタラクティブだったので効果的な学習ができた．

　教育手法の観点から見ると，多くの授業ではスライドを用いたレクチャーをきっかけにディスカッションし，時に関連した映画のビデオクリップ鑑賞，ロールプレイやスモールグループワークなど盛りだくさんで学生の能力を引き出していた．そして試験や評価は，授業の目標や内容とよくマッチしていた．

　また，授業の質は常によく管理されていることが実感できた．学期末には学生が評価されるのみならず，学生によるコースと教官への評価が必ず公式に行われるが，評判が良くないコースでは翌年から担当教官が替えられることもまれではなかった．このようなプログラムで満足のいく勉強をさせてもらえたことに本当に感謝している．

行動科学者／ファミリーセラピストとしての臨床トレーニング

家庭医療におけるコラボレーティブケア・モデルの概要

　行動科学者／ファミリーセラピストとしての臨床トレーニング（practicum と呼ばれる）が，この留学の中で私にとっての最大のチャレンジであり，また，最も有意義な学習機会であるので，その様子を述べてみたい．

　まず概要だが，UCSD 家庭医療科では chair である Rusty Kallenberg, MD が行動科学に理解が深く，図1のような流れで，同じクリニック内において家庭医とファミリーセラピストの協働が織り成されている．すなわち，心理行動社会的な問題をもつ患者がプライマリ・ケア医からセラピストへリファーされると，セラピスト研修生はスーパービジョンと言われる

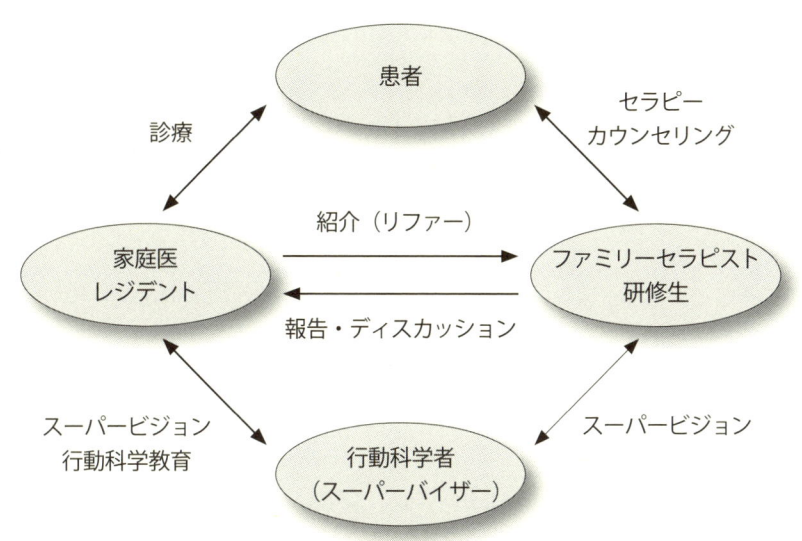

▲図1　コラボレーティブケア・モデル

指導を受けながらその患者に対してセラピー／カウンセリングを進める.
　このスーパービジョンは，週3回定期的に資格を持つスーパーバイザー（行動科学者／ファミリーセラピスト）に症例の治療経過を報告し，アドバイスを受ける．私のスーパーバイザーの1人，このコラボレーティブケア・プログラムのディレクターを勤める Michele Smith, PhD（家族療法専攻の clinical psychologist）は UCSD の前にもエモリー大学家庭医療科で助教授を務めるなど，ずっと医療畑でやってこられた行動科学者である.
　私自身はこれまで総合診療部である程度心理社会的に難しい患者を多く診療してきた経験はあったのだが，より深い「根治療法」であるセラピーとなると初心者同然なので，ここでのアドバイスはとても有意義な勉強になっている.
　例えば，うつ病患者を前にしたとき，薬物治療で気分が安定している間に，セラピーによりゆがんだ認知を治したり，社会復帰に向けて具体的な問題解決能力を改善するのを助けたり，家族からより良いサポートを受けられるように促すなどの作業を行う．これらはこれまで臨床医としては見

過ごしていたような，患者の本来持っている治癒力を引き出し，また再発を防ぐ作業である．

　私は現在，数名の日本人患者も受け持つことができ，米国生まれの家族療法を日本文化において日本語で展開するという仕事も，かれらスーパーバイザーの指導のもとで行うことができるのは，大きな課題でもあり，また幸運であった．

　そして，セラピストはこういった治療中に，主治医に経過を報告したり，直接会ってディスカッションしたりと連絡を取り合う．つまり，コラボレーティブケアで治療される患者は，コミュニケーションを持つプライマリ・ケア医とセラピストからそれぞれ薬物療法と心理療法を受けることができる．

　医師側から見ると，話し出すと保険診療時間内にはカバーしきれないような様々な複雑で深い患者の内面，いろんな角度のストレス要因，仕事などにおける社会的機能，薬物治療に関する細かい問題などを，別の角度からセラピストがケアしている，というのは有用であろう．このようにして，コラボレーティブな治療の効果が実感できている．

家庭医レジデントの視点から見た行動科学教育

　一方，レジデントの視点から見ると，行動科学教育は講義とカンファレンスによって通年行われている．Behavioral Science Clinicと呼ばれる行動科学カンファレンスについて，ここでは述べる．

　このカンファレンスは週に1回，家庭医レジデントとセラピスト研修生のために合同で行われ，心理・行動・社会的な問題をもつケースについて，行動科学者であるスーパーバイザーがライブで指導を行う．そこでは，担当のセラピスト研修生やレジデントが，ケースを提示したのち，別室で実際に患者と面談／カウンセリングを行い，参加者はビデオカメラでモニターされた面談を観察，それについてディスカッションしたり，スーパーバイザーが質問やアドバイスをする．

　例えば，慢性疼痛をもつ患者がセラピスト研修生のいろいろな提案にも

かかわらず，自分の家族に対する不満を延々と訴え続け，半ば言い争いに陥るような一場面では，スーパーバイザーは話の途中で介入し，毅然とした態度で，そのセラピストに「○○の課題をきちんと与えるように」と患者の前で指示，そこから面談の雰囲気は一転し，患者は治療者に素直に耳を傾け，自己への洞察ができるようになった．これは，治療構造を脅かすような特異なケースでは，治療者はその治療構造をコントロールしなければならないというやや高度なスキルであった．

　傾聴・共感一辺倒の医療面接教育から見るとちょっと意外な展開に見えたのだが，医療者の指示を守れないのに訴えばかりするような難しい患者（わが国のプライマリ・ケア臨床でも少なくないだろう）には，このような理論と技法は有用かもしれない．このように，米国の多くの家庭医レジデントは，基本的カウンセリングスキルのみならず，やや高度な治療理論や技術まで，日常診療に必要な分の行動科学を学んでいる．

カリキュラムの開発と導入

　この行動科学やファミリーセラピーを，わが国のプライマリ・ケアにおいてどこまでどのように取り入れることができるか，というのが今後の課題と考えている．私自身この留学において，医師としてではなくまさに行動科学者／セラピストの立場で臨床に関わってきたため，ファミリーセラピーのどの部分が一般医療に応用でき，どの部分はメンタルヘルスの専門家に任せるべきなのか，と問い続けてきた．

　現在のところ，コモンで軽度〜中等度の心理行動社会的問題であれば，一定の行動科学トレーニングを受けたプライマリ・ケア医が，ある程度の高いレベルで対応できるのではないかと考えている．例えば，糖尿病や高血圧など行動変容が必要な慢性疾患，うつ病や不安障害などコモンな精神疾患，家族の介護負担が大きい認知症などは本人および家族への行動科学的アプローチが有用な代表例であろう．

　Dohertyによるプライマリ・ケア医の家族介入レベルでいうと，レベル

【留学先の情報】

Michele S. Smith, PhD
Director of Collaborative Care Program
Department of Family and Preventive Medicine
University of California, San Diego, School of Medicine
Tel: ＋ 1-619-543-7500
Fax: ＋ 1-619-543-5996
e-mail ● mssmith@ucsd.edu

Gene（Rusty）A. Kallenberg, MD
Professor and Chief
Department of Family and Preventive Medicine
University of California, San Diego, School of Medicine
9300 Gilman Drive #0807
La Jolla, CA 92037-0807
Tel: ＋ 1-619-543-5490
Fax: ＋ 1-619-543-5996
University of California, San Diego, Department of Family & Preventive Medicine
URL ● http://famprevmed.ucsd.edu/

Todd M. Edwards, PhD
Associate Professor & Program Director
Marital and Family Therapy
School of Leadership and Education Sciences
University of San Diego
Tel: ＋ 1-619-260-5963
Fax: ＋ 1-619-260-6826
e-mail ● tedwards@sandiego.edu
URL ● http://www.sandiego.edu/academics/soles/acadprog/mft/

4（家族アセスメント，家族カウンセリングまで行うレベル）は，米国家庭医療においてもまだここまですっかり実現しているとはいえない状況だが，今後日本でも到達できる可能性が十分あると考えている．さらに，それを超えるような困難なケースについては，その見極めとメンタルヘルスの専門家へ紹介ができるというのが目標となるであろう．

　行動科学教育を具体的にどのように展開するかは目下の課題であるが，最近公式に立ち上げられている日本家庭医療学会による後期研修プログラムのようなプライマリ・ケア研修において，米国の行動科学／家族療法を参考にセミナー形式やスーパービジョンを取り入れ，日本社会にマッチするような行動科学カリキュラムを開発できるだろうと考えている．これは包括的，全人的な質の高い医療の実践に役立ち，また医療費を節約できるエコロジカルなアプローチにもなるだろう．

　一方，異なる文化社会背景，医療保険制度の違い，プライマリ・ケア専門医制度の遅れなどわが国独自のコンテクストでそのアウトカムがどうなるかは，今後の研究課題でもある[4]．また将来，日本で他にも多くの医師，臨床心理士，家族療法家らがこのようなコラボレーションの道に進まれることを期待したい．

　　謝辞　留学前よりご指導いただいている伴信太郎教授はじめ名古屋大学総合診療部の先生方，助成をいただいたファイザーヘルスリサーチ振興財団および日米医学医療交流財団，いつも温かくご助言くださるサンディエゴ大学およびUCSD家庭医療科の先生方にこの場を借りて心よりお礼申し上げます．また，終始支えてくれた家族に感謝します．これらすべての支援があってはじめて，この留学が実現しえたと思っています．

【参考文献】
1）若林英樹，吉岡哲也，清田礼乃，米国家庭医療における行動科学～ミシガン大学訪問記～，JIM 16, p68-70, 2006

2）伴信太郎，21世紀プライマリ・ケア序説，pp67-74，プリメド社，大阪，2001
3）Susan H. McDaniel ら著，松下明監訳，若林英樹，矢部正浩ら翻訳，家族志向のプライマリケア，シュプリンガーフェアラーク東京，2006
4）Hideki Wakabayashi and Misako Suzuki, *Challenges and Cultural Implications in Practicing Medical Family Therapy in Japan*, STFM Conference on Families and Health, Austin TX, March 3, 2007

chapter 4

J-1 waiver の選択, そして attending physician への道

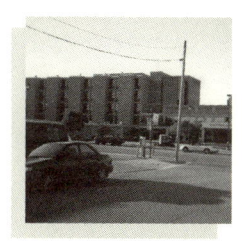

インディアナ・ヘルスセンター
家庭医学科
竹大禎一

April 2001-June 2002
Resident
Kuakini Medical Center Family Practice

July 2002-April 2005
Resident
University of Pittsburgh Medical Center
Shadyside Hospital Family Medicine

July 2005-Present
Site Medical Director
Family Medicine
Community Health Center of Jackson County

❖要旨❖

　日本で一般外科, 形成外科, プライマリ・ケアを経験し, 40歳間近でアメリカへ留学した. クアキニ・メディカルセンターとピッツバーグ大学シェディサイド病院において家庭医学レジデントを経験し, 現在は家庭医学専門医としてインディアナ・ヘルスセンターで働いている. 臨床留学の道は厳しい. その完遂のためには精神的, 体力的, 経済的にタフでなければならない. 家族の理解・協力を得ることは殊に大切である. しかし, あきらめずに歩みを止めなければ, 必ずや夢が実現する日がやって来る.

すぐれた卒後研修プログラムを求めて

　人生に取り替えはきかない．この一度だけの人生をいかに充実させるかは，個々人の決意次第だと思う．

　以下に述べる留学体験記のうち，細かい点においては，最新の事情と異にするところはあるだろう．試験の制度は年々変わっていくからだ．しかし，この道を歩もうとするときの必要な姿勢や取り組み方は，多少の制度の違いに左右されるような性質のものではない．

　私の場合，紆余曲折を経た末だが，決心してから10年後にはアメリカで医師として働けるようになっていた．決して学生時代の成績がずば抜けて良かったわけでもないし，英語が得意であったわけでもなかった．これまで海外生活の経験もなかった．それでも，何とかワラにもすがる思いでここまで来ることができた．そんな私の体験が，少しでも多くの留学を目指す医学生や医師の方々への励ましとなればと思い，筆を執ることにした．

アメリカ留学を意識させてくれた本との出会い

　私が留学を意識しはじめたのは，学生時代に遡る．大学生協書店でふと手にした大石実氏著の『アメリカ医学留学の手引』（医学書院）に眼を開かれた思いをし，これこそ自分の求める方向ではないかと思い，ECFMG試験用の問題集を購入した．しかし，医学英語に縁遠かった私には，それは単なる本棚の飾りにしかならなかった．

　よりすぐれた卒後研修プログラムを求め，春や夏の休暇中には，横須賀米海軍病院を含め，いくつかの研修病院を見学した．このときすでにアメリカ留学をある程度意識はしていたが，すぐに実現できるとは思えなかった．

不眠不休の卒後研修医時代

　そこで，卒後研修の場として，一番忙しそうで実力のつくと思われる茅

ヶ崎徳洲会病院を選んだ．どのような疾患でも診ることができるような医師，広い意味でのジェネラリストを目指していた私は，"私たちの目指す外科医とは切ることのできる内科医である"とのキャッチフレーズに惹かれ，その病院の一般外科のプログラムに進んだ．Family practice には興味はあったが，その当時は日本のどこにもその研修を受けられる病院はなかった．

　かなりの覚悟をしたうえで選んだ病院ではあったが，その研修医生活は想像を絶する厳しさであった．多くの新人研修医が1年目の終了を待たずに，夜逃げ同然で辞めていったという先輩医師の言葉は本当であった．極度の緊張と疲労のもとで耐えた3年半であった．

　3日に1度回ってくる不眠不休の当直のパンチは，その打撃から回復する間もなく容赦なくやってきた．たとえ当直でない日であったとしても，朝6時すぎから夜半近くまで毎日働いた．それでも仕事はとても消化し切れず，未整理退院サマリのリストの数は増える一方で，燃え尽きそうになった．医師として少し自信がつき始めていたころであったが，3年半で辞めて，東京大学の形成外科に移ることにした．

形成外科医員を経て，再び一般外科へ

　形成外科を選んだ理由はこうであった．徳洲会病院の救急外来で私は外傷患者のケアに当たっていたが，顔面外傷に限っては，院外当直の形成外科医に依頼するというのが病院の方針であった．それまで傷口をきれいに縫い，閉じるということに喜びを感じていた私は，その"おいしい仕事"だけをして，後の創傷管理，全身管理等の骨折れる仕事を他人に任せて帰っていく彼ら形成外科医の立場をうらやましく思った．それなら自分がそうなればいいのだと思い，形成外科医局に入ったのである．

　大学医局はそれまでとはまったく違った環境であった．仕事の負担としては，それまでの4〜5分の1以下に感じられた．それでも，学んだことはとても多く，デリケートな傷の縫い方に始まり，皮弁形成，微小血管縫合，先天奇形の治療等々，バラエティーに富んだものであった．

　しかし，形成外科だけをしていると，医師として大切だと私が信じてい

たもの，私が求めていたもの，すなわち"患者をその臓器だけでなく，人間全体としてとらえ，社会背景も鑑みて治療していく"という姿勢からだんだん離れていくような気がした．結局，形成外科は3年間経験したのち，再び一般外科に戻った．

大学医局は，周知のとおりいわゆる"ジッツ"という派遣病院を持っていて，その点では，東京大学の医局に属したのは正解であった．外から応募してもなかなか人気が高く入りにくいようなブランド研修病院でも，東京大学医局からの派遣ということで研修医として働くことができた．もちろんその人事は，教授，医局長の考え次第である．それにしても，大きな病院で多くの症例を経験できたのはよかった．

ある時，東京の同愛記念病院で働く機会に恵まれた．そこで，素晴らしい外科の先生方に出会った．日夜病院にはりついて献身的な診療を実践している姿を目の当たりにし，そこで再び人間全体を診ることのできるような医者になろうと思ったのである．実はその間，何度か思い出したようにECFMGの試験だけは受けていたが，きちんとした準備もせずに臨んだ試験は不合格続きであった．

熱心に患者を診て，ケアをしていくという面では，充実した生活であったが，果たして自分のしている医療が熱意だけでなく，レベル的にも欧米の基準に達しているのであろうかという不安が常にあった．以前茅ヶ崎徳洲会病院での研修中に，アメリカ帰りの医師たちからアメリカの臨床医学研修がいかに充実しているものであるかを繰り返して聞かされていた．そういった影響もあり，心の隅のどこかでアメリカ留学をあきらめきれずにいたのであった．

転機
～レジデンシーポジション獲得までの困難～

信州でのプライマリ・ケア

それでも，幼稚園に通うようになった年齢の娘をもつ二児の父として，

もう少し家族と過ごせる時間を持ちたかった．都会の喧騒から離れた田舎での暮らしにも憧れ，信州の町の公立診療所に移った．それは，私や家族にとって大きな転機であった．

　診療所での仕事は8時半から5時までの定時で，週末は完全に休み．たまの週末に当番医として働くこともあったが，それ以外は当直もなく，他人が聞けばそれは羨むような条件であったかもしれない．

　診療所では，村の農家の人々を対象に内科的診察がほとんどであった．往診をしたり，学校へ予防接種をしに出かけたり，また時には県内の他の公立診療所で働く医師や職員たちと交流を持ったりとそれなりに楽しんだ．公務員として身分は安定したものであったし，65歳の定年までの給与は保証されていた．地元の幼稚園に通うようになった子どもたちのため，いろいろな行事へも参加する余裕ができた．

　しかし，公務員としての身分の保証と引き換えに，当然様々な制約もつきまとう．自分の将来像がすでに見えてしまったようなつまらなさを感じ始めた．そして，ダイナミズムに欠け，硬直化した体制に窮屈さを感じた私は，医学部卒業後8年目にして，ようやく気合を入れて米国留学への準備にかかることを決心した．

　それまで，力試しのつもりで受けてきていたFMGEMS Test（USMLEの前身）では，そのbasic scienceとclinical scienceのいずれのパートでも何度か不合格になっていたし，制度が替わってUSMLEになってからも，そのStep 1で1度，そしてStep 2ではすでに3度も落ちていた（2日間にわたる長時間のテストでは，そのあまりに不出来な結果に初日だけであきらめ，2日目は受験を放棄したときもあった．あとになってこれが州ライセンスをとるうえで，不利になることもあるとは知らなかった）．

　試験ではいつも苦戦を強いられた．英語力不足のため，問われている質問内容が十分に理解できなかった．また1回3時間の試験を午前と午後と繰り返し2日間にわたって受けるこの試験で，頭は飽和状態になり，最後の問題までどうにか時間内にたどり着ければ上出来という感じであった．

留学試験準備のころ

　信州の診療所に移ってからは，真剣に試験の準備にかかった．それまでしていた晩酌もやめ，毎晩 10 時頃から明け方 3 〜 4 時まで問題集と格闘する日が続いた．とりあえず USMLE の試験を受ける順番としては，まず Step 2 に焦点を絞ることにした．医学部卒業後 10 年近く経っており，基礎医学からはかなり疎遠になっていたため，少しでもとっつきやすい Step 2（clinical science part）を制覇することを最初の目標とした．そして，もし今度の Step 2 が通らなければ，完全にアメリカ留学への道はあきらめるという覚悟で取り組んだ．

　その当時 Rypins' Clinical Sciences Review という Lippincott Williams & Wilkins からの本を手に入れ，それを通読したうえで，McGraw-Hill から出ていた PreTest の問題集を各科ごとに解いていった．そして，知らなかった単語，わからなかった単語を片端から単語カードに書き出して覚えていくようにした．勉強時間の半分以上は，知らない医学英単語を辞書で引き調べていくことに費やされていたように思う．

　4 カ月の集中勉強で，ようやく USMLE Step 2 に合格．送られてきた Score Report に初めて "Pass" の文字を見たときは飛び上がるほど嬉しかった．そして，その後さらに 5 カ月の勉強で Step 1（basic science part）に合格した．Step 1 の準備には Lippincott Williams からの First Aid for the USMLE Step 1 を使った．とてもよくまとまっていて，読む文章が少ない分，英語の解読に時間が取られず，効率のよい勉強ができた．生化学は少しでも理解を助けるため，Springer 出版の Oklahoma Notes を使ったが，それでも英語の表現がしっくりと来なかったため，なんとなく消化不良の感があった．

　さて，ようやく USMLE　Step 1，2 にパスした私ではあったが，TOEFL 受験となると話は別であった．Grammar，Reading のセクションは，勉強すればそれなりに伸びるような気がしたが，Listening のパートとなるととても歯が立たなかった．

　それまで特に海外留学などの英語圏滞在の経験はまったくなかったし，

年齢も40に近づいてきていた．NHKのラジオ英会話とETSから送ってもらったTOEFL問題集用のカセットテープを繰り返して聴いたが，そのスピードの速さについていくことができず，まいってしまった．TV番組で人気の高かったERを見ても，その90％以上が聞き取れなかった．

ただし，当時は，ちょうどCSA（clinical skill assessment）が導入される移行期間で，ECFMG certificateの取得にCSA合格が必須条件とはまだなっていなかった．それが必須となる期限寸前に私のTOEFLのスコアが合格点に達し，CSA受験をかろうじてまぬがれた．そして，ついにECFMG certificateを手に入れた．

レジデンシーポジション獲得に四苦八苦

ところが，これで留学への片道切符が手に入ったという考えは大間違いであった．TOEFLでどうにか合格点数に達しても，英語はまったく話せない．それでもどうにかせねばと気ばかり焦る日が続いた．

どうにかレジデンシーのポストを得ようと，全米中のfamily practiceのレジデンシープログラム（400以上あったと思う）に「そちらのプログラムに興味があるから，申込書を送ってほしい」との旨を書いた手紙を送った．70〜80のプログラムから，プログラム紹介のパンフレットやハガキが送られてきた．しかし，それ以上の段階には進まなかった．

東京海上日動メディカルサービスの留学プログラム（N Program）にもあたってみたが，私の年齢からいって可能性はとても低いし（当時すでに35歳であった），TOEFLでの高得点が必要とのことで断られた．野口医学研究所主催の説明会には一度参加したが，若い熱意あふれる医学生や卒後数年の医師たちの気合に圧倒されそうになり，また，レジデンシーのポジションが確かでもないのに，安定した公立診療所での仕事を辞めて長期間のエクスターンをしてみるほどのリスクを冒す決断もできなかった．

その当時はERAS（Electronic Residency Application Service）が導入された年であったので，NRMP（National Resident Matching Program）にERASを通して30あまりのfamily practiceのプログラムに試し

に応募してみたが，どこからも面接の招待は来ず，途方に暮れてしまった．

いま思えば，特にコネも研究業績もない卒後10年近く経った外国からの応募者に，プログラム側が見向きもしなかったのは当然である．アメリカ国外での臨床経験はなかなか評価され難い．かといっていきなり国際電話でインタビューにこぎつけられるような英語力もなかった．レジデンシーポジションの獲得ははるか彼方の出来事のように思われた．40歳近くになって英会話力が短期間で飛躍的に向上する特別な方法もなかった．

再び外科医

ECFMG資格を取ったものの，レジデンシーポジションに辿り着くまでの困難に打ちひしがれていた私を励まし，再び外科医としての復帰を勧めてくださったのは，以前師事したことがあり，尊敬していた外科医であった．彼はアメリカで外科レジデンシーを修了していた．私は彼のもとで新たな可能性を探ることにした．
常にアメリカから最新の情報を取り入れ，精力的に診療活動をされていた先生のもとでの毎日はとても充実し，張り合いのあるものであった．

しかし，私の外科医としての復帰の直前に思いがけないことが起こった．上腕に腫瘍ができたのである．腕のしこりに気付いた私は早速切除術をうけた．幸い良性ではあったが，術後 radial nerve の麻痺が残った．一線の外科医として働くつもりであった私は，術後ギプスをはずしたとき，その麻痺のため，箸さえも満足に持てない状態に愕然とした．これでは，手術をするどころかペンを握ることさえできない．その時，人間はいとも簡単に，それまで日常していたことも急にできなくなってしまうことがあるのだという現実にショックを受けた．

神経と筋力の回復の遅れに焦る日が続き，再び自信をもって手術室に立つようになるまでしばらく時間がかかった．人生，一寸先には何が起こるかわからない．それだからこそ，その一時一時を大切に生きていかねばならないとの気持ちを新たにした．

ハワイで臨床経験のある日本人医師を募集

　かなりの苦労の結果，取得した ECFMG certificate ではあったが，それを無駄にしてしまうのはあまりにも残念であった．規則によると，TOEFL でとりあえず合格点をとっておけば，その後 2 年間は有効とのことであった．いざというときのため，一応 certificate をいつでも有効な状態にしておいたほうがよかろうと思い，TOEFL は時間を見つけて受けておいた．

　そんなある日，インターネット上のアメリカ臨床留学をめざす者が集まる掲示板で，ハワイのある病院の family practice のプログラムで，臨床経験のある日本人を募集しているとの情報を得た．E メールを出したところ，それから 2 カ月ほどしてインタビューの招待が来た．ほとんど日帰り状態でホノルルを訪れ，面接，臨床能力のテストを受けた．

　朝 4 時半に病院の ER に集合．指定された入院患者の診察をして，プレゼンテーションするという形式のテストには面を食らったが，何とか試験にはパスした．そして，3 カ月のエクスターンを前もってするという条件付きで，レジデンシーポジションのオファーを受けた．そのホノルルの family practice のプログラムは日系の病院，クアキニ・メディカルセンター（Kuakini Medical Center）に属し，新しく立ち上げたばかりのプログラムで指導医がまだ十分確保できていなかった．そこで，ある程度臨床能力が備わっている志願者を採用したいという意向であった．

　レジデンシーのポジションを約束されたので，日本での仕事を辞めることにした．面接試験の 3 カ月後，ハワイへ発った．そしてホノルルで開業している family practice の T 先生のもとでエクスターンの生活が始まった．

1 年延長になったレジデンシープログラム

エクスターンの生活

　T 先生は日本人であったが，大学時代よりアメリカに移り住み，アメリカの医学校を出て，レジデンシー修了後，家庭医として活躍していた．そ

の確かな腕と献身的な診療で周りの医師や多くの患者からの尊敬を集めていた．そのため，抱える患者数は多く，入院患者も多い時には 10 人以上になることもあった．3 カ月のエクスターンの生活は，それまでまったく留学のチャンスのなかった私にとって素晴らしいスタートであった．

　24 時間週 7 日のオンコール．毎朝，午前 4 時すぎからの病院でのプレラウンドで始まった．6 時半からの attending physician（指導医）との回診に間に合わせるためカルテを大急ぎで書きあげプレゼンテーションの準備をする．8 時からは病院カンファレンスに出席し，9 時から市内の T 先生のオフィスで外来患者の診察が始まる．そしてケースごとに治療方針などのディスカッションをする．午前・午後の外来でくたくたになった後にも，夕方には病院に戻り，新たな入院患者の病歴聴取，身体所見取り．そして入院 history & physical のディクテーション，入院サマリのディクテーションなど，盛りだくさんで，休むことは許されなかった．夜中に新たな入院のため，呼び出されることもたびたびあった．

　異文化と言葉の壁，システムの違いのため，精神的に極度に張り詰めた 3 カ月であったが，こうした集中トレーニングでアメリカ医学の洗礼をまず受けることができたのはとても幸運であった．

　日本語も時には通じるハワイという特殊環境，そして日本人医師のもとでの指導が受けられたことにより，なんとか生き残ることができたのだと思う．医学英語はそれなりに準備していったつもりではあったが，悲しいかな，ひとたび医学英語から離れると，日常会話のほとんどが理解できなかった．しばらくの間は誰かネイティブと会ってもこちらとしては愛想笑いをしたり，せいぜい合槌を打ったりすることで精一杯だった．そして，あとになってから，相手の言ったことが何だったのだろうと不安に襲われることも多かった．

プログラムの危機

　3 カ月のエクスターンとしての期間もどうにか終え，正式なレジデントとしての生活が始まった．その当時，まだ始まったばかりのそのプログラ

ムは，4週ごとのローテーションで geriatrics を皮切りに ER, dermatology/allergy, ENT/ophthalmology など様々な科をまわり，素晴らしい経験ができた．

　しかし，残念なことにプログラムのカリキュラムは ACGME（Accreditation Council for Graduate Medical Education：卒後医学研修認定委員会）の基準を満たし続けることが難しそうな状況にあった．プログラムには私の1学年上が2人おり，その下は私1人だけであり，プログラム全体でレジデントは3人であった．私より先に開始した2人のレジデントは無事修了できそうであったが，私が3年間の研修を修了するまでプログラムの存続は危ぶまれた．

　そこで，私は思い切ってプログラムを移ることを決心した．移籍先を見つけるのは決して容易ではなかった．NRMP の "match day" のあと "post match scramble" というのがあり，志願者とプログラム側が空きのポジションをめぐって連絡をとることが許される．その日にはマッチングで漏れた全米の志願者が，一斉に電話をかけまくり，空いているポジションを探す．通常，ほんの数時間でほとんどのポジションが埋まってしまう．私もそれに賭けてみようと思った．

　しかし，ほとんどのプログラムは，卒後10年以上たった外国人医師には見向きもしなかった．また，USMLE も高得点ではなかったので，そういった面でもアピールできるポイントは少なかった．あらためて，この世界の厳しさを思い知らされた．

　幸いレジデンシーのローテーション先の先生から，ピッツバーグのプログラムを知らされた．早速面接に行き，そのプログラムでの受け入れが認められた．ただし，条件は1年次，PGY-1（post graduate year）からやり直すということであった．それまで，半ば日本語の通じる環境であるハワイにいたので，語学力の面ではまだまだ自信がなかったし，本土の厳しいレジデンシーに参加するのであるから，1年目からやり直すことに異存はなかった．

　しかし，ECFMG は当初これに対して難色を示した．ECFMG の係員曰く，

「これまで一応 ACGME で認可されたプログラムで研修してきたのであるから，それ相応の理由がないかぎり，同じ学年を繰り返すための J-1 ビザのサポートはしない」というのである．それでも，どうにか双方のプログラムディレクターから手紙を出してもらい，事情をさらに詳しく説明することにより（プログラムの特徴の違いや，カリキュラム編成の違いから1年目からやることのほうが適切である等），結局，1年目からやり直すことがようやく ECFMG に認められた．

ピッツバーグ大学でレジデントをやり直す

　ピッツバーグ大学のプログラムは，1学年9人の比較的大きなプログラムで，30年以上の歴史があり，カリキュラムはよく整っていた．また，常にプログラムの改善を目指しており，指導医も親切で居心地は良かった．プログラムのなかには何人か FMG（foreign medical graduate）もいたし，あまり競争意識をあおるような雰囲気はなく，そういった面でもやりやすかった．

　しかし，英語には常に悩まされた．患者から英語の話せない東洋人と悪態をつかれたり，当直の夜には病院の外からかかってくるドラッグほしさの患者に「英語のしゃべられない者が病院当直をするのはおかしい．病院の上層部に告発する」と言って脅されたりした．ストレスは絶えなかった．外部の attending physician との連絡や病棟の nursing staff とのコミュニケーションも，ときになかなかスムーズにいかなかった．また，ある当直の晩には ICU で状態が急に悪化していく患者を受け持ち，どうしたらいいものかと天井を仰ぎ見て途方に暮れたこともあった．

　分厚くなったカルテ——しかも手書きの英語がどうしても読めず，病棟クラークに助けを頼むことも度々だった．けれども，どんなに猛烈に忙しく，もう駄目かと思った当直の夜にも必ず朝が来た．要は，どんな状況のもとでも決して捨て鉢にならず，冷静さを保ち，そのときできる限りのベストを尽くすことである．そうやって辛い当直も毎回切り抜けてきた．また，真面目にやっていれば，決してスーパーレジデントにはなれないかもしれないが，必ず認められるときが来る．

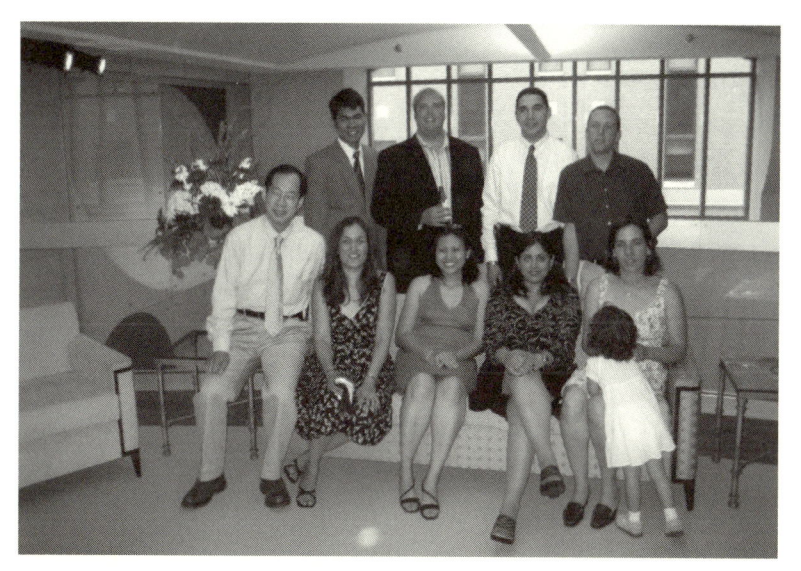

▲レジデンシー修了式のときに同級生と

留学を支えてくれたもの

　最初の予定では3年のはずのレジデント期間が4年になってしまったが，その4年間日本には一度も帰らなかった．レジデントの1年目に，あの2001年9月11日のテロ事件が起こり，それまでは東京赤坂のアメリカ大使館で即日交付されていたビザの更新手続きが難しくなったのが理由である．もしビザ発行を待つため長期の休暇をとれば，同級生に遅れをとる可能性もあった．プログラム移籍の際に経験したようなビザをめぐるいざこざはもう避けたかった．それによる研修中断を恐れた私は，レジデンシー修了まで帰国しないことにした．

　その間，脳卒中の後遺症に苦しみ，病床にいた父が私の帰国を待つことなく他界した．レジデンシー修了1カ月前の出来事だった．帰国しようと思えばいつでもできたが，それは自分の"負け"以外の何物でもなかった．病気で衰弱していく父の看病に明け暮れた母も神経的にまいってしまっていた．それでも私のレジデンシー完遂を応援してくれた．

そして，この留学には，経済的にもかなりの負担が要った．単身でなければ当然，家族を巻き込むことになる．年俸4万ドルの給料ではかなりの節約が必要になってくる．期間が長ければさらに大変だ．そのために妻にはかなりの苦労をかけた．

　精神的，経済的にタフであること，そして家族の多大なる協力なしに留学はありえない．そして，多くの師，友人，後輩に支えられることによって実現できた夢である．何度も挫けそうになったが決してあきらめはしなかった．そうすることによって，どこからともなくチャンスは訪れる．実際，私の場合，意外なきっかけでレジデンシーポジションを得た．どんなに窮地に陥ったと思われる時にでも，必ずや解決の道が開かれる．

選んだ J-1 waiver の道

　レジデンシーを修了した私は，今しばらくアメリカに残ることにした．それまでレジデントとして辛酸を舐めてきた私だが，そのまま帰国すれば後悔を残しそうな気がした．レジデントをしていたとき，「レジデントに用はないから，attending physician に会わせろ」などと言う患者がいた．別にそれが理由でもないが，attending physician として，さらなるアメリカでの経験を積みたかった．

　レジデントの労働条件は厳しいかもしれないが，基本的にその立場は守られていて最終責任を問われることはない．片や attending physician はその診療に最終的な責任を負う．それゆえ両者の間では仕事の質，内容にかなりの違いが出てくる．研修後にスタッフとして，あるいは指導的な立場で働くようになってから学ぶことが実はとても多い．患者のマネジメントにしても，基本問題から応用問題に変わるように，社会的状況を十分考慮したうえで，判断・決定する能力が求められる．周りは常にその仕事内容を評価している．病院としては，それぞれの医師の治療がスタンダードなものであるか，在院日数は適切であるか，合併症の頻度，患者への応対のマナー等，様々なことをチェックしている．仮にそういった経験なしに

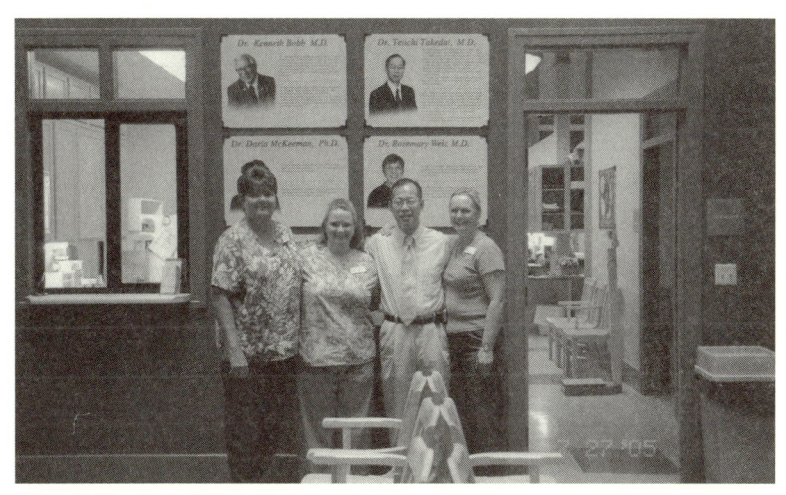

▲ Community Health Center のスタッフとともに

帰国するとしたならば，最もおいしい料理を味あわずに，コースの途中でレストランを出るようなものだ．そして，結局，私はJ-1 waiverの道を選んだ．

　現在は，インディアナの人口2万人ほどの小さな町のコミュニティヘルスセンター（Community Health Center of Jackson County）で働いている．ここは，医療保険を持たない人や，経済的に恵まれず身体を病んだ人々を対象とするMedicaidという医療保険を持つ患者層を対象とするクリニックである．不法移民も多く来る．合衆国政府から財政的援助を得ているこのクリニックでは，そういった患者を分け隔てなく診るし，診察料の自己負担も収入に応じてディスカウントする．貧しいがゆえにこれまでに何の治療も受けず病状を悪化させてきた人は多い．10代の妊娠出産も多いし，また貧困のため精神を病んでいる人にカウンセリングもする．

　そういった患者を診て思うことは，自分の意思とは関係なくそういった不幸を背負い，援助を必要としている人間が，豊かな国といわれているアメリカにもとても多くいるという現実である．そういった経済的苦境のきっかけは，ふとした拍子での事故であったかもしれないし，就業中のけが，

【留学先の情報】

N. Randall Kolb, MD
Co-Director, Family Medicine Residency Program
UPMC Shadyside Family Medicine Residency Program
UPMC Shadyside
5230 Centre Avenue, Pittsburgh, PA 15232 USA
Tel: ＋1-412-623-6630/ ＋1-412-623-2237
Faxr: ＋1-412-623-3012
URL ● http://shadysidefamilymedresidency.upmc.com/

Ms. Wanda L. Herbster
Residency coordinator
e-mail ● herbsterwl@upmc.edu
＊医局秘書の Ms. Wanda L. Herbster は，あと 1 年ほどで退職予定．その後の連絡先はホームページを参照ください

あるいは恵まれない家庭環境の影響であったかもしれない．様々な面で必ずしも平等とはいえないこの世界で，人と人が助け合うことの意義を医師として強く感じる．

　医師としての活躍は世界中のどこででもできる．それには，必ずしも留学など必要としないかもしれない．しかし，狭い日本の枠から飛び出て，いろいろな人間に会い，見識を広げ，常に可能性を求めて生きていくことはとてもやりがいのあることだ．たとえ今，あなたの条件が悪かろうとも，成績が振るわなくても，決してあきらめないことだ．そうすれば，いつか必ず幸運の女神がほほえんでくれる．これからも多くの日本人が，アメリカで経験を積み，世界を舞台に活躍してくれることを期待したい．

　私はとても幸運だったと思う．多くの素晴らしい方々にめぐり会えることができた．

　私を導き助けてくださった多くの師や友人，病床の身にありながら応援し続けてくれた父，日本に居ながら見守り続けてくれた母，そしてその両親を支え助けてくださった多くの方々，妻の摩紀に心から感謝する．

chapter 5

変りつつある日本の家庭医療

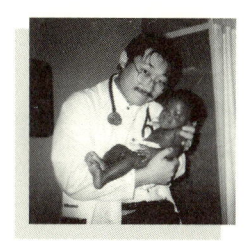

鉄蕉会亀田ファミリークリニック館山
家庭医診療科
岡田唯男

July 1997-August 2000
Resident
University of Pittsburgh Medical Center
Shadyside Hospital Family Practice

August 2000-July 2002
Fellow
University of Pittsburgh Medical Center
St. Margaret Faculty Development
Fellowship
University of Pittsburgh

August 2000-July 2002
Student
Multidisciplinary MPH
University of Pittsburgh
Graduate School of Public Health（GSPH）

❖要旨❖

　日本での家庭医療を取り巻く現状は大きく変りつつある．日本と海外の家庭医の違いはあくまで「差異」であり，優劣ではなくなった．ここで改めて，わざわざ余分な試験を受け，文化のちがう環境に身を置く臨床留学を目指す理由を問い直す必要がある．

　日本で学ぶにせよ，海外へ行くにせよ，日本におけるgeneralistの必要性は疑いの余地もなく，どのような形であっても，日本での家庭医療の発展に全員が力を合わせる必要がある．

米国の家庭医の一日と，日本の家庭医の一日

2007年9月のある日のこと

　舛添要一（厚生労働大臣），堂本暁子（千葉県知事）が鴨川の亀田メディカルセンターを視察．目的は小児科，産婦人科を中心とした医師不足への対策に関して．私は鴨川市から南西へ35キロ離れた館山市のクリニックから普段妊婦健診での連携に使用するテレビ電話を通じて2-3分ほどであるがお2人と質疑応答．

　ここ亀田ファミリークリニック館山（KFCT）においての家庭医の役割がいかに小児科，産婦人科医はもちろんのこと，内科医，精神科医，皮膚科医などの負担軽減に貢献しているかをお話しさせていただいた．

　時あたかも厚生労働省が「総合医」構想を提案，67のプログラムが日本家庭医療学会により初めて公式に認定され，同学会，日本プライマリ・ケア学会，日本総合診療医学会は三学会の合併に向けて公式表明を出した時期に偶然とはいえ重なっていた．大学によってはこれまでありえないとされた家庭医療，家庭医療学の名前を日本語で含む医学部の講座が少しずつ出来はじめている．

亀田ファミリークリニック館山での1日

　一般外来では多くの感冒様症状，高血圧，糖尿病などの慢性疾患に加えて，喘息，皮膚の湿疹，小さな裂傷，海の事故（海洋動物の刺咬症など），月経の異常，妊婦，授乳婦のさまざまなcommon problem，妊娠の診断，ストレス，適応障害からうつまでメンタルヘルスをも診る．さらに午前中は妊婦健診を併行して行う．34週を最後に「いってらっしゃい」の言葉と共に，周産期センターでの健診，出産が行われている．なお，当院では，国の推奨するプレネイタルビジット（産まれてくる子供の主治医となる医師が妊娠中に一度妊婦と会って，顔合わせ，アドバイス，質疑応答など出

産後への移行を容易にするためのもの）は妊婦さんが意識しなくとも，当たり前のこととして妊婦健診の中で統合的に実現されている．

午後は産後ファミリー外来と称して（あえて「産褥」「母子」という言葉は使っていない）産後2週間，4週間の母子を「お帰りなさい」の言葉と共にむかえ，1人の医師が母も子も診る．もちろん助産師と協力して母乳のサポートも行う．

併設のリハビリテーションセンターでは多くの機能回復訓練が行われる．またその日担当の医師が寝たきりの高齢者やがんの終末期の患者さんのために訪問診療を行っている（臨時対応は24時間）．そして週3回の多くの維持透析の患者さん．彼らの抱える問題は実は腎臓以外のことのほうが多い．学校や仕事帰りの人のために，平日は午後7時まで診療．研鑽，運営のための多くの勉強会，ミーティング………．

日本で，日本語により，日本人から教わる家庭医研修の実現

帰国後，米国で身につけたことをどのように活かしているか

表を見てほしい．そして先述のとある一日はオープンして1年数カ月でしかないクリニックの典型的な1日である．もちろん多くのコメディカルとの連携や，専門医のバックアップはあるが，ここで働く医師はすべて「家庭医」もしくは「家庭医」となるために研修中の医師である．

これまで長い間，「米国の家庭医の一日」として，多くの日本人による「見聞録」でしか知りえなかった日常が，日本の，普通の地方都市で，ごく当たり前のように行われている．また，注意深く見れば，日本のあちこちで同じような診療は無名の医師によって，ごく当たり前のように提供されている．

この現実そのものが，「帰国後，米国で身につけたことをどのように活かしているか」という質問への回答である．米国で学んだことのすべては現在の自分の診療，教育，研究，マネジメントの礎（いしずえ）であるとしかいいよう

表 現在の亀田ファミリークリニック館山の診療の姿
(時期の特定のないものは2007年8月時点での情報)

- ■医師　計14名＋非常勤2名（すべて家庭医．家庭医後期専門研修中の医師が3学年にわたり11名．残りがスタッフ）
- ■看護師　9名（助産師1名）
- ■スタッフ総勢　90名弱（上記含む）

サービス
- 家庭医療クリニック（診察室11）
    一般診療（年齢，性別，臓器，問題を問わない家庭医療．女性の問題，メンタルヘルス，皮膚，筋骨格系，小外科なども含む）
    ・成人の診療
    ・小児の診療
    特別外来（一般外来でも実施するが，特定の曜日，時間帯も設けているもの）
    ・予防接種，小児健診など／週5日
    ・妊婦健診／週2日午前
    ・産後ファミリー外来／週1日午後
    ・思春期外来／月1回午後
    ・栄養指導／週1日
    ・高齢者総合評価／2週に1回
    ・禁煙外来／2週に1回
- リハビリテーションセンター（運動器，脳血管，成人，小児，発達障害，PT，OT，ST）
- 透析センター（慢性期維持透析のみ）／週3日〔1日2クール〕
- 歯科センター（これのみ歯科医師による）
- 在宅診療（訪問診療，訪問看護）
- 総合相談室（ケアマネ業務等）

実績
- 月当たり診療数　約4500（家庭医療クリニックのみ）
- 10歳未満の患者　約30％
- 小児の健診　約40件／透析延べ約240件
- 妊娠の診断　月約15件／妊婦健診　約50件（30名弱）
    ※当院での妊婦診断症例の約半数がKFCTにて妊婦健診を34週まで受けている．現在亀田メディカルセンターでの出産の7－8％がKFCTで妊婦健診を受けた妊婦さん
- 当院通院中の実患者数（概算）
    〔糖尿病／糖代謝異常〕360名，〔高血圧〕1050名，〔高脂血症〕790名，〔う

つ病，パニック障害などのメンタルヘルス〕260名，〔気管支ぜん息〕590名，〔COPD〕100名，〔甲状腺疾患〕90名，など
- ワクチン接種（2006.6-2007.6の累計数）
〔肺炎球菌〕156，〔MR（麻疹風疹）〕233，〔ムンプス〕102，〔三種混合〕395，〔水痘〕57
- 2006年秋のインフルエンザ予防接種数　約1500
- 手技，検査，注射などの診療行為（月平均）
〔エコー（経膣含む）〕約100件，〔レントゲン（単純）〕約200件，〔心電図〕約40件，〔採血〕約480件，〔ニコチン依存症管理料算定〕延べ月40件程度
- 他院への紹介　検査のみの紹介を除くと，亀田メディカルセンターへ40件（約1％），周辺医療機関へ40件（約1％）
- 亀田メディカルセンター（KMC）からの紹介　外来では月約30件程度である（公式に紹介状があるもの）．内容はリハビリの継続，安定した慢性疾患の引き継ぎ，継続的な注射（不妊治療，抗菌薬，インターフェロンなど），急性期症状のフォローなど
- 患者さまの声　2007年2月には外来受診患者さま200名を対象にアンケートを実施，「診察時に言いたいことを聞いてもらえましたか？」に98％が「はい」と回答，また90％が「次回もKFCTを選ぶ」との回答を得た．
- 訪問診療（往診）　月50 － 70件（延べ）
※末期がん患者さまの2006年度での在宅死率は，約41.7％であった．これは，2006年の調査で，全国平均が14.5％であることや，日本一として知られた長野県の過去最高時での在宅死率25％よりもはるかに多い
- 対応の注射　ウイルス性肝炎のためのインターフェロン，不妊治療のホルモン注射など導入，方針決定後に限り対応
- コンサルタント　※特定なき場合は実際にKFCTに来院するが，彼らが直接診療を行うことはない．あくまで家庭医のコンサルタントとして来院
- 産科専門医　週1回
- 腎臓内科専門医　週1回
- 在宅医療専門医　月2－3回
- 緩和ケア専門医　週1回．テレビ電話による
- リハビリテーション専門医　月2回
- 学校，地域健康教室など　年13件
- 研修修了生　合計5期9名
※進路：新規開業，在宅医療のスタッフ，総合診療部門スタッフ，KFCTスタッフ，米国臨床留学（家庭医療），英国留学（修士，ヘルスケアマネジメント）など

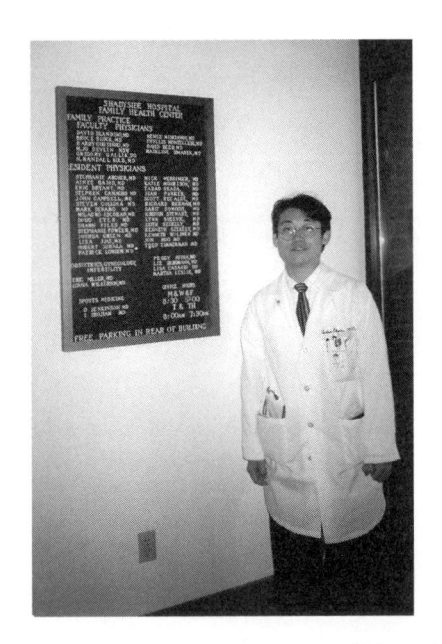

▲研修開始間もない頃,Family Health Center(外来センター)の入口にて.スタッフとして名前がすでに張り出されている

がない.

　厳密には分けられないが,家庭医療レジデンシーの3年間で,一臨床家としての家庭医の基本を,そして指導医養成(FD；faculty development)の2年間で教育,運営の基本を,MPHコースで研究とCOPC(community oriented primary care)の基本を身につけたように思う.詳細はこれまでに執筆した出版物を参照されたい.

　米国で学ばなかったこと,学べなかったことはあるかといわれると,細かいことではあるが,日本の制度の中で医療を行うということ(診療報酬制度など),日本の薬,在宅医療,そして実際の経験(特に壁にぶつかったり試行錯誤をすること),そして日本人らしく振る舞うこと,エコーや内視鏡などの特殊技能くらいであろう.後述するがそれらは,日本で実際にやりながらしか身につけられず,本質的な問題ではない.

　では,米国で私が学んだことは米国へ行かなければ学べないか.これも

後述するが，答えは「No」である．

なぜfellowshipでFDを選んだか
　これもすでに執筆しているが，臓器，疾患，年齢，性別を限定しないgeneralistはその限定を選択した時点でgeneralistでなくなるという信念，一方でgeneralistとして日本で生きることについてまだまだ浸透していなかったため，何らかの専門分野を持つ必要性も感じていたことがある．そうすると家庭医療からの進路としては研究と教育，強いて言うならsports medicineぐらいしか残らない．
　また，本来は医師の半数近くを占めるべきgeneralistになるために，わざわざ日本を飛び出して英語で研修を受けなければならなかったという残念な事実に，「日本で，日本語により，日本人から教わる家庭医の研修を受けられる世の中にしたい．苦労して家庭医になるのは自分で最後にしたい」の思いが強かったこと．
　何より，医師である前に教えること，学ぶことに興味があり，「学ぶ」ということの楽しさを知っていたことが一番の理由だろう．
　レジデンシーを目指すに当たり知っておくべきことは，米国は徹底的な現実主義のため，レジデンシーはあくまで「一臨床家」として成立するまでしか保証しないこと，また，その学問的基盤となるその分野の哲学（philosophy of discipline）については非常に軽視されていること，（もちろん常に例外が存在するのが米国の特徴でもある），そして米国という国を一言で表わすのに最も適した言葉は多様性（diversity）であるということ．
　臨床留学をする必要があるかの議論は別にして，米国に行くのであれば，レジデンシー修了後，一臨床家として地域，患者さんのために貢献するのか，研究をやるのか，教育をやるのか，米国でやるのか，日本でやるのか，などの大ざっぱなキャリアプランは念頭に置いたプログラム選択をする必要がある．

何を（what）よりも，むしろどうやって（how）に重点をおいた専門分野

　帰国後，日本のシステムや環境にうまく適応できないとすれば，むしろ米国にいる間に本当の家庭医療学を学んだことにはならないといっても過言ではない．

　なぜなら，まず，家庭医に限らず現代の医師養成は，医学知識は日進月歩のため，医師人生のすべてにおいて必要な知識，能力を研修中に身につけることは不可能であり，「常にその状況で必要な自己研鑽を行う能力」の獲得が大前提となっていることが一点．

　もう1つは家庭医療，generalism の本質として，何を（what）よりも，むしろどうやって（how）に重点をおいた専門分野である，ということ．つまり，家庭医療は「年齢，性別，臓器によって限定されず（comprehensive care），まず最初に（first contact），お互いによく知った人間関係をもとにして（longitudinality），その時点で利用できる資源（専門医，コメディカル，時間，費用，検査機器など）を最大限に活用して（coordination of care, contextualized）」日常の問題（common condition）をケアする分野として定義されており，どのような診療分野，内容を提供するか（what）ではなく，どのように（how）についてしか定義がされていないということである．

　そのなかでも，その時点で利用できる資源を最大限に利用しながら，利用者との人間関係をもとにして（つまり，患者の意向を尊重して），必要なケアを行うことについての専門的なトレーニングを行う以上，国や地域，対象が変わったところで本質的な問題ではないことが理解できると思う．

　実際に，前述のように日本の診療報酬制度や，薬のこと，日本的な意思決定のプロセス，また具体的な診療分野としては在宅医療，夜尿症や不登校，KFCT 開院以降は今まで一切関わることのなかった維持透析や不妊治療などがあるが，場所が変わり，状況が変わり，相手が替わればそこで必要な primary care を提供するために自分の勉強，努力で対応できることはやる，他者の力が借りられれば借りる，わからなければ一緒に考えると

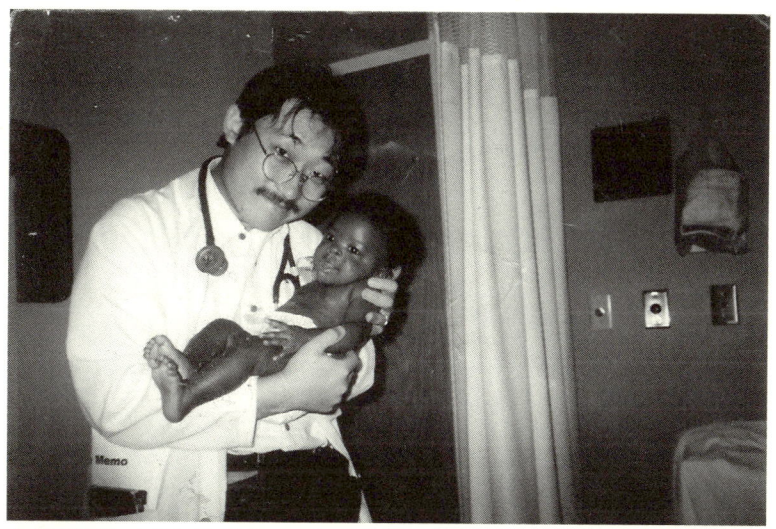

▲（時期不明．おそらくレジデント2年目頃）自分がお産にかかわった子供の3カ月健診．10代の母は妊娠中はとっても子供じみていたが，出産後は顔つきのしっかりした責任感のある母親になった．以来，その母親も含め3世代にわたって家庭医としてずっと関わった．その素晴らしさは，経験するまでわからない

いうスタンスでやるのが家庭医療の本質であることを忘れなければ心配はない．

　実際に何が行われるか，という視点では表現形の違いはあれど，やり方（principle, philosophy）という意味において日本式の家庭医療，米国の家庭医療という概念は存在せず，世界のどこにおいても家庭医療，家庭医療学は同じものなのである．

　わたし個人において，追加しておくと，FDにおいて，指導医として，リーダーとして，管理者として理想をどのように現実に落とし込むか，現実をどのように理想に近づけるか，環境の変化にどのように対応するか，意見の衝突（conflict）にどのように向き合い，解消するかなどの方法論を学んでいたことは，十分プラスとなっている．もちろん方法論を知っていても間違いをし，困難には出会う．ただその解決の手段や糸口についてのなんらかの取っ掛かりを知っていることは非常に有効である．

臨床留学者の現状

これまでに日本人として北米（カナダ含む）で家庭医としての臨床研修を受けた（または研修中）の医師は私が把握している限りで，（漏れはあっても5名未満だと思われる）

　渡米中　26名（フェローシップを含む）
　帰　国　22名（教育，臨床，一般病院，大学を問わない．何らかの教
　　　　　育活動にかかわっていると思われるのは，13名）
　海　外　16名（国を問わない）
　計64名程度（2007年9月時点）

　これを多いと見るか，少ないと見るか．内科はもっと多いと思うが，小児科，救急などから見るとずっと多いだろう．内科の研修をした人の半分がフェローシップに進むことを加味し（日本人の場合は大半と思われる），subspecialtyごとで見ると最近話題の感染症，膠原病などの研修を受けた人たちよりずっと多いはず．数の問題もさることながら，もっと効率的にこういった人たちが協力することができるとよいのにといつも考えている．

日本の家庭医の現状

　最初に書いたように，日本でのさまざまな形でのgeneralistの必要性，注目は今までになく高まっている．学会，国レベルでの大きな流れもできつつある．人口当たりの医師数が最も少ないとされる千葉県南房総で医療をしているとgeneralistの必要性は現実以外の何物でもない．
　Generalistとして，就職できない人がいるとすれば，それは，自分の希望に固執して，現場のニードに合わせて仕事をするというgeneralistが発揮すべき能力を行使していない（できていない）人である．

家庭医になるために臨床留学は必要か

　現時点では必要ないと自信をもって言える（これは10年前には言えな

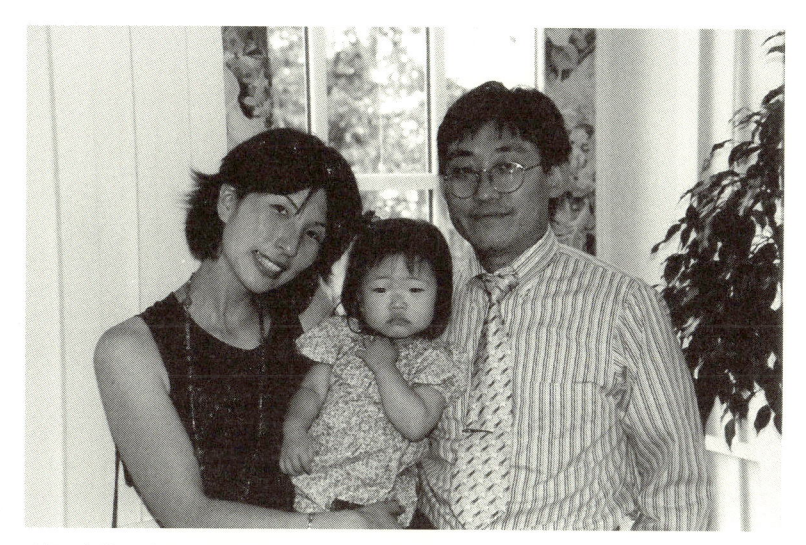

▲帰国直前．5年間の成長のあとはみられるだろうか

かったことである）．残念ながら具体的なデータとしての証明はできないが，日本で家庭医としての研修をした医師，日本の家庭医療指導医，現在米国で臨床留学中の日本人などから直接，間接的に話をする中で，ほぼ一貫して得られる意見である．

　一例報告で申し訳ないが，2004年に亀田で家庭医の研修を終えた医師が，その研修を始める前に（2001年）米国の家庭医療を見学に行き，「自分にはこれほどの幅広い診療分野で，このような仕事はできない」と圧倒されて帰国，日本での研修を始めたわけだが，研修修了の数カ月前に再度米国に見学に行き，「向こうのレジデントも自分と同じ診療をしている．1－2年目のレジデントのプレゼンテーションを聞いて，自分が気づいたことと同じことを向こうの指導医が指摘している」と安心して帰国したことは，前述の回答への十分な根拠といえるのではないだろうか．

　もちろん，米国臨床留学によって，日本でやるよりはHIV/AIDS，冠動脈疾患，虐待，DV，無保険者の診療，保険会社のやり取り，マタニティケアといった分野には強くなるだろう．一方で，日本で研修をするほうが，

【留学先の情報】

N. Randall Kolb, MD
Co-Director, Family Medicine Residency Program
UPMC Shadyside Family Medicine Residency Program
UPMC Shadyside
5230 Centre Avenue, Pittsburgh, PA 15232 USA
Tel: ＋1-412-623-2237
Fax: ＋1-412-623-3012
e-mail ● ShadyFamMedRes@upmc.edu
URL ● http://shadysidefamilymedresidency.upmc.com/

Joel H. Merenstein, MD
Fellowship Director
Faculty Development Fellowship - University of Pittsburgh
Tel: ＋1-412-622-7343
Fax: ＋1-412-621-8335
e-mail ● merensteinjh@upmc.edu
＊2007年8月現在のもので，留学当時と名称やディレクターが変わっているものがあります

間違いなく在宅医療，後期高齢者，特定の検査手技などに習熟することができる．米国でやるか，日本でやるかはもはや差異であって優劣ではない（ただし，日本では注意深く研修施設，研修方法を選ぶ必要がある）．

generalism にこだわって

現在の私の仕事，KFCTで実現していることは，私ひとりで成し遂げたのではない，私より前に，米国へ留学した方々，日本中の地域で「個人の努力と才能で」家庭医として何十年と診療をしている人々，最も難しい大学という場で，generalism にこだわって頑張ってきた人々，私を信頼して人生の貴重な3年間を預けてくれた多くの研修医，現在のKFCTのスタッフなど，数えきれない人々の貢献が陰に陽にあってのことだ．自分は，

日本の家庭医療というずっと昔から続いてきた大きな流れのうちのほんの5年間を担ったにすぎない．

　亀田だからできる，という意見がある．その一部は真実であるが，米国の家庭医と同等，場合によってはそれ以上の診療範囲の広さ，質の高さを日本の家庭医が実践しているという明白な事実の存在は，「日本では無理」とされていたことへの反証として極めて意義は大きいと考えている．

　日本での家庭医療の実現を不可能にしていたのは，「日本では無理」と考えていた人たち自身なのかもしれない．「考えは行動を規定する」のだから．

"We can't solve problems by using the same kind of thinking we used when we created them." **Albert Einstein**

　どうか自分の可能性を信じ，自分が理想とする医療のやり方を信じ，多くの人が，さまざまな形で日本の家庭医療，generalism の発展に貢献されますよう．

【参考文献，HP（順不同）】
岡田唯男．米国で何を学んだか──特集「海外臨床研修で受けたインパクト！」．JAMIC Journal. 2003; 23（12）：13-15
岡田唯男．家庭医という仕事〜医師は本当に理系の仕事か〜．科学技術へのいざない－神戸高校卒業生からのメッセージ－（平成17年度　スーパーサイエンスハイスクール研究事業）2005年2月1日発行
岡田唯男．「総論 1．アメリカ臨床留学－Overview－E．臨床研修修了後の人生」「17．私のアメリカ臨床研修．II．Fellowship．J．Faculty Development」In: 佐藤隆美，中川伸生編著．アメリカ臨床留学への道—You can do it！！第3版．南山堂．2005年10月
講演記録五．提言　日米の良い医学教育の経験から．In: 社団法人臨床心臓病学教育研究会編集・発行．みんなで考えよう！　ニッポンの医療4　Live Report　みんなで育てよう，良い医師を！　卒後教育のこれから．大阪：2007年3月　pp.155-184
亀田総合病院　事業報告　2003, 2004, 2005, 2006

亀田メディカルセンター研修医ホームページ（http://www.kameda-resident.jp/）（→後期研修→家庭医診療科）
HANDS-FDF HP（http://handsfdf.mywiki.biz/）
日本家庭医療学会（http://jafm.org/）
在宅死率　全国平均　06/12/20　がん対策の推進に関する意見交換会 第3回議事録（http://www.mhlw.go.jp/shingi/2006/12/txt/s1220-5.txt）
「長野県における医療・保健活動」より．長野県H9年度在宅死亡率（http://www.ndl.go.jp/jp/data/publication/refer/200402_637/063705.pdf）
B. Starfiled. Primary Care: Balancing Health Needs, Services, and Technology. Oxford University Press, 1998 New York

【（留学中・留学後の）主な業績，論文論文】
論文
1）Rao G, Fisch L, Srinivasan S, D'Amico F, Okada T, Eaton C, Robbins C. *Does This Patient Have Parkinson Disease?* . JAMA. 2003（289）: 347-353.
2）Okada T, Rao G. *Using the Likelihood ratio - Language of Evidence -*. The Journal of Family Practice. 2005; 54（2）:127-128.
3）岡田唯男，西野洋．Faculty Developmentについて．In: 尾形 逸郎，吉津みさき，井村洋，葛西龍樹，岡田唯男編．厚生労働科学研究研究費補助金　医療技術評価総合研究事業　臨床研修の実際に関する調査およびその解析　平成16年度　総括・分担研究報告 2005, 3 2005: 75-103.

書籍
4）岡田唯男，藤沼康樹，杉本なおみ（共著）　臨床指導医養成必携マニュアル．ぜんにち出版株式会社．東京．2005年12月20日発刊．（3分の1程度執筆）
5）Dambro RM, ed. Griffith's: *5 Minute Clinical Consult*. Philadelphia, PA: Lippincott Williams & Wilkins; 2003, 2004, 2005, 2006（contributing authorとして，Labyrinthitis, Mastoiditis, Motion Sicknessを担当）
6）Domino FJ, ed. *The 5-Minute Clinical Consult*. Philadelphia, PA: Lippincott Williams & Wilkins; 2007. 684-685（contributing authorとして，Labyrinthitis, Mastoiditis, Motion Sicknessを担当）
7）プライマリ・ケア用語集．東京：エルゼビア・ジャパン株式会社；2005（1分間プリセプティング，症例集積研究，症例対照研究，前向き研究，無作為化比較試験，ランダム化比較試験，メタアナリシス，メタ分析，MEDLINE．を担当）

8）葛西龍樹編．スタンダード家庭医療マニュアル－理論から実践まで－．第1版．大阪：永井書店；2005（月経障害，不妊，周産期ケア，避妊の問題を担当）
9）尾藤誠司，藤沼康樹編．〈総合診療ブックス〉決定版！スグに使える臨床研修指南の21原則．医学書院；2005（"彼／彼女を教育するのは難しい"と感じたとき　Difficult teaching encounter への対応．を担当）
10）町淳二，宮城征四郎編著．日米比較に学ぶ「国民主役」医療への道 セルフケアが健康を創る，医療を救う！東京：日本医療企画；2006年12月（37章　予防医学と検診・スクリーニング　病気を予防しよう　有用なスクリーニングを受けよう，40章　医療情報の入手方法とその信頼性　営利性のない情報，科学的な情報を利用しよう．42章　EBM（Evidence-Based Medicine）個々の患者に最善の医療を提供するためのツール，56章　産科医療　より安心・快適な妊娠・お産に向けて英知を結集，を担当）
11）日本家庭医療学会編．Family Practice Seminar 3 プライマリ・ケア救急－即座の判断が必要なとき－　大阪：株式会社プリメド社；2007年3月（5 呼吸困難，39 家庭医が注意すべき妊婦・婦人科救急，を担当）

翻訳

12）岡田唯男訳．外来診療現場における教育目標．In: 大西弘高監訳．外来で教える　診察室で医学生・研修医を指導するために．東京：南山堂；2005: 18-36.：日本語版 "*Teaching Ambulatory Medicine, Moving Medical Education into the Office*" by Samuel C. Durso 2002: Johns Hopkins University Press（一部担当）

研究助成金

1）シェディサイド病院財団，「Finding out a Community's Concerns and Barriers, Qualitative Research on the Japanese Community in Pittsburgh」，主任研究者，2001－2002，＄4500
2）厚生労働科学研究研究費補助金　医療技術評価総合研究事業，「臨床研修の実際に関する調査およびその解析　平成１６年度」分担研究者，2004

＊その他にレジデントノート，JIMなどへの執筆多数
＊＊faculty　development を中心として，講演，ワークショップの依頼は年間20件を超える．（海外を含め30以上の学会，大学，団体などから招聘）

chapter 6

失敗しないジョブハンティング術

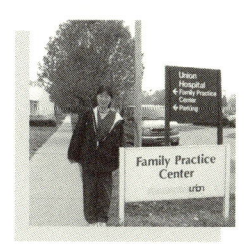

東京メディカル・アンド・サージカル・クリニック
栃倉慶子

July 2000-June 2003
Resident
Union Hospital Family Medicine
Residency

July 2003-June 2004
Clinical Fellow
Department of Geriatrics
John A. Burns School of Medicine
University of Hawaii

❖要旨❖

　年々，多くの日本人医師が米国の医学研修に受け入れられるようになってきたが，臨床研修を活かして，研修後どのような道に進むかということも，大きな心配の1つである．そこで，私自身の経験に基づいて，就職活動におけるテクニックをいくつかまとめてみた．まったくコネを持たなかった私は，様々なアプローチの仕方で手探りしながら就職活動を行った．結果として，苦労はあったが，米国だけではなく日本においても，家庭医として多くの就職口を見つけることができた．

米国で就職活動をする前に決めておくこと

どのタイプの医療に興味があるのか
　フルタイムの医療研修が終わりに来る日は，どの医師にとっても待ち遠しいものである．しかし，ゆっくりしている暇はなく，就職活動に早速取り掛からなくてはならない．大抵の研修医はある程度計画済みであったり，内部や個人のコネによる就職ポストのオファーがあったりする．その他の研修医は，私自身のように，自分で就職活動をすることになる．この過程は，苦労するものであるが，やりがいもある．

　研修の終了する6カ月から1年くらい前までに，どこで何をしたいか，大体の考えをまとめておくべきである．個人的に気づいたことだが，米国で研修を受けた日本人医師の大半は，自分の研修を受けた地域の近郊でキャリアを始めるか，日本に帰って一般医として始めるようである．その他は，それぞれの自分の夢を追って，それぞれの導くところへ行くことになる．

　家庭医としての利点は，就職，仕事の口は限りなくあるということである．どこにいても，仕事を探すこと自体に苦労することはないが，それが逆に問題の始まりになることもある．選択肢がありすぎるのは，無さ過ぎるよりストレスになったりすることもあるからである．

　目を向けると，家庭医が様々な分野において，世界各国で医療活動していることに気づくであろう．家庭医は，urgent care（一次救急のwalk-inクリニック），救急病院（一部の地域のみ），ホスピタリスト（入院専門医師），スポーツ医療，老人医療，教育者・指導医，内科医，産科も行う僻地医療など，多様な所で働けるのである．

どの地域で働きたいのか
　自分がどのタイプの医療に興味を持ち，行いたいかを決めたら，次は地

域の選択である．シングルなら，地域を選ぶのにそんなに苦労はしないと思うが，配偶者や子供がいる場合には，どこが皆に合った地域かを話し合うことが重要である．

　地域によっては，医師過剰のため，入り込むのが非常に難しい．例えば，ロサンゼルスは多くの医師にとって人気の地域だが，就職するのは結構難しい．これについては後述する．

州医師免許を獲得する

　次のステップは，州医師免許の獲得である．ご存じの通り，米国医師免許は州で発行されるので，仕事の開始前に医療活動をする州医師免許の獲得が必要になる．各々の州の医師免許の必要条件はそれぞれ違うので，始める前によく周知しておくことが大事である．各々の州医師免許の機関（State Medical Licensing Board）のリストは，www.aafp.org で調べられる．基本的には，申請書を書き，申請料金を払えばよい．いくつかの州は試験を要求するなどかなり複雑なので，遅れを防ぐために申請手続きを早めに始めることをお勧めする．

　さて，どんな医療活動をして，どの州医師免許を獲得したいか，なんとなく考えがまとまったら，次のステップとして，いよいよ就職活動である．仮に誰も頼っていく知人もなく，コネもなく，どこからはじめるかわからないとする．さて，次にどうするか？

　インターネットの活用．これが，世界を変えたといっても過言ではない．"医師の仕事"（physician jobs）と入れて，サーチしてみる．すると，何千項目のサーチがヒットしてくる．これで，ちょっと安心の一息がつける．もちろん，これだけでは就職口は確約できない．単なる雇用先の機会があるというだけである．とりあえず，ロサンゼルスにフォーカスをあててみよう．

実際の就職活動からみえた，就職のノウハウ

日本人クリニックは必ずしも好条件ではない

　多くの医師にとって，ロサンゼルスは働きたいところ，住みたいところの1つである．そのため，自分の理想の仕事を探すのは大変である．多くの，家庭医の収入の統計をみても，この地域は，家庭医の初任給が比較的低い．

　もし，日本人の患者を診たいのであれば，どのあたりに日本人が多く住んでいるかを調べる必要がある．ロサンゼルスで有名なところは，リトルトウキョウ，トーランス，オレンジカウンティーなどである．

　日本人経営の会社，医療機関，クリニックで働くのであれば，あらかじめ踏まえておくべきことがある．というのは，日本人の間では暗黙の了解がまかり通る習慣があり，在米の日本人，日系人による契約書でも，明確でなかったり，細かいところまで書いていないことがある．そのため，契約時に言われていたことと実際は違ったり，過剰労働をさせられたり，期待されたり，仕事に対する報酬が十分でなかったり，ベネフィットがない等のこともある．それでもよければ，仕事は簡単に見つかる．

　ウエストロサンゼルスにある日本人クリニックとの交渉時，その会社の提示してきた契約書を熟読すると，当直は1日24時間，1年365日で，25マイルのcovenant（仕事をやめた時，クリニックから25マイル以内では，仕事をできないという約束，これはカリフォルニアでは違法である），最初の1年目は休日なし，2年目からは有給休暇1週間というものであった．

　米国では，契約書にサインする前に，必ず弁護士に一度，目を通してもらうのが普通である．そこで私も，少しでも契約書を良くしようとして，AAFP（American Academy of Family Practice）で紹介してもらった弁護士を雇った．結局仕事の開始1週間前という段階で，相手側により，契約の交渉は面倒ということで仕事をキャンセルされてしまった．

　他にも様々な日本人，日系人経営のクリニック，医療施設，日本人医師

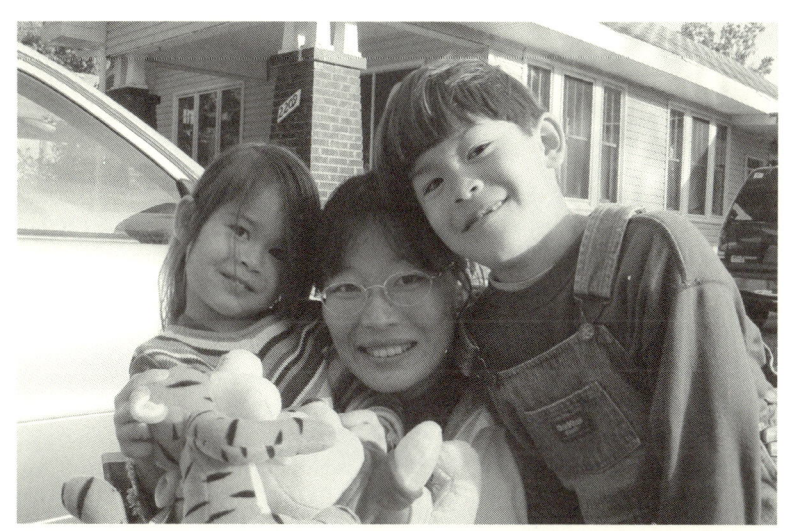

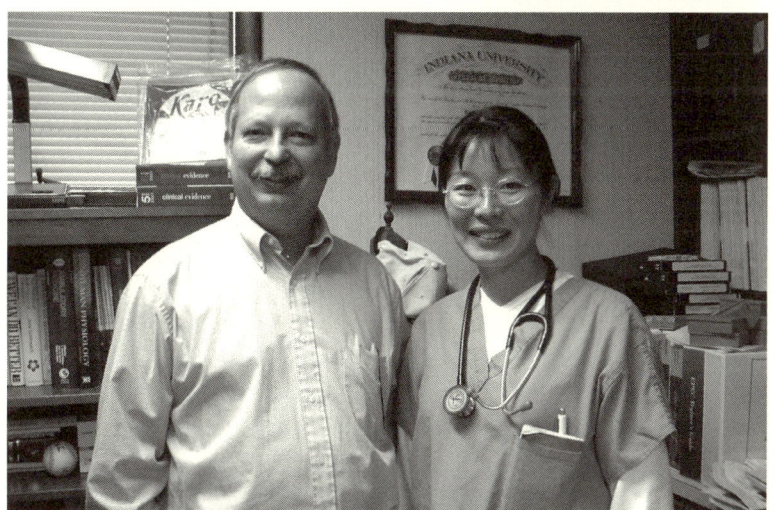

▲テラホートにあるユニオン病院は家庭医療を学ぶうえで最適な場所だった．
面接に招待してくれた時点から，外国人や研修医の家族にとても親身だった．面接を家族同伴で行い，研修医を家族全体として受け入れてくれたところは他にない．ここでは，3年間という長い期間を研修医が快適に過ごせるよう配慮されていた．ディレクターのランディ・スティーブンは気さくな人で，日本人の学生のホストをよくしていた．また，ここでは，日本人家族の患者も時々クリニックへ受診に訪れ，たいていは長期的な患者や友人になり，米国の伝統的な家庭医としての神髄を学び，触れることができた．

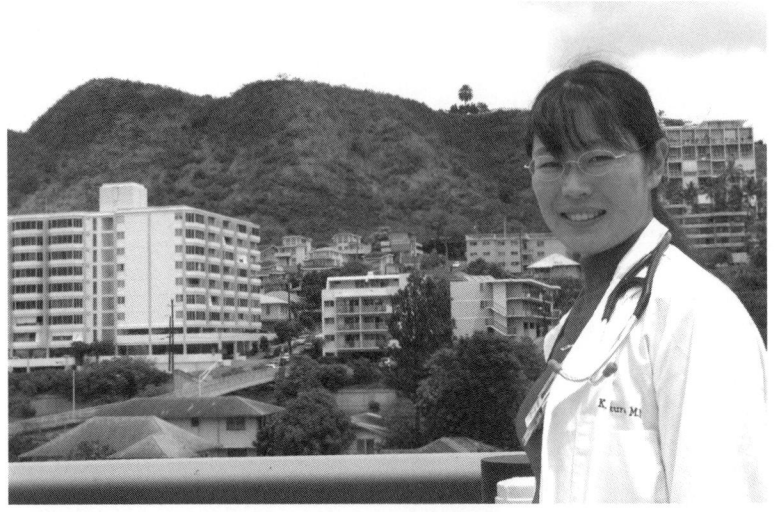

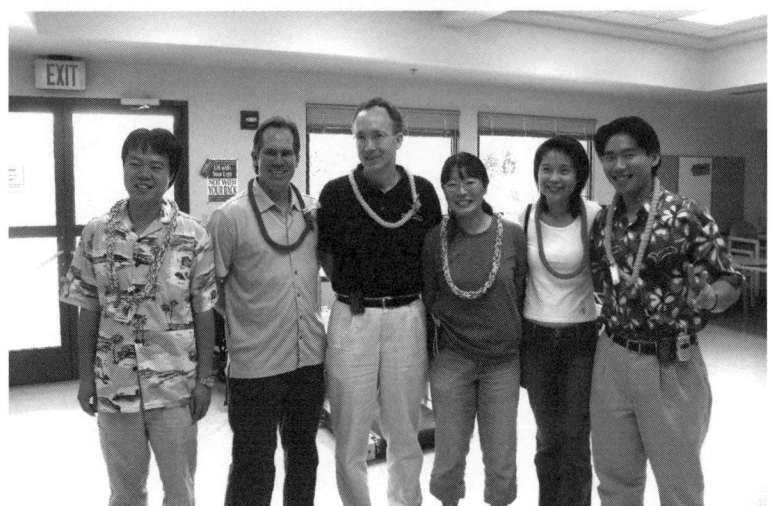

▲ハワイ大学の老人医療フェローは大規模なプログラムで，ユニオン病院とは勝手が違った．ここでは高齢者，高齢者社会について学び，治療することができた．様々な施設をローテートしたことにより，老人医療の経験，医師として近い将来必要になる有益な経験と多くの貴重な知識を得た．私の同僚たちは，様々な科で多様な経験を積んだ医師たちだった．そのような同僚医師たちと話したり，質問しあったりできるのは，米国研修での最も魅力的な側面のひとつである．その関係は研修後も続いており，医師人生，医療活動において貴重なものになっている

と交渉したが，どこも結果は同じであった．例えば，給料が平均よりやけに低い（女性医師の場合はさらに低い），長時間労働，ベネフィットが少ないなどである．日本人患者を対象にしたマーケットは大きいように見えるが，就職活動を通して，日本人患者コミュニティーによりよい医療を提供しようとしている同業者として歓迎されるよりも，競合相手として脅威的にみられる感じをどこでも受けた．

リクルーターを利用

この経験を通して，私は日本人患者だけを対象に仕事をすることはあきらめた．米国の医師免許を取るということは，どのような国または人種の患者も診るためであり，自分はそのような医師になることを再確認した．

インターネットでいくつかの医師のリクルーターにあたってみた．これは大抵の州では，簡単で成功率の高い方法である．日本にもこういった医師のリクルートの会社を最近ではよくみる．雇用される医師はお金を払う必要はなく，契約が成立すると雇用先がお金を払うといったものである．契約書や条件の交渉などの時間がかかること，面倒な部分も仲介してやってくれるし，割といい条件を要求できる．

ロサンゼルスでは，リクルーターが紹介する仕事は少ないが，Barbara Cramer& Associates, CompHealth, Baker Ellerd などは，多少ロサンゼルスの仕事先の情報がある．リクルーターだけでなく，インターネットの monster.com や，careerbuilder.com などにも多少ある．

これらのインターネットのサイトによるポジションは，リクルーターに1万ドルもする医師探し料を払いたくない雇用主によるものである．ただし，これらはいいものもあるが，信頼できなかったり，ロケーションが悪いところ（犯罪の多いところなど）にあったり，個人経営である場合がある．

新聞広告には注意

ところで，*LA Times* に載っていた，医師募集の広告に問い合わせたことがあった．これだけは気をつけてほしい．私自身の経験からだが，新聞

記事に載っているようなものは，8割方が詐欺のようなものだ．というのは，LA Times に載っていたものは非医療関係者が載せており，彼らは医師の medicare ナンバーだけに興味がある．

　私が見た多くのものは，まだクリニックとしてオープンしてなかったり，場所もまだなかったり，場所はあっても，診療所の施設がまだそろっていなかったりしていた．しかし，相手が契約を開始すれば，すぐさまオープンするというものである．彼らは，なんとか医師にクリニックをオープンさせ，medicare ナンバーを使い，患者，Medicare に過剰な請求を出し，不必要なテストをオーダーしたりして，とにかくお金をもうけ，その後逃げてしまうというものである．残された医師は，免許剥奪や，医療訴訟の危険性とたちむかうことになる．

　このような Medicare 詐欺は，よく行われており，社会的に問題になってきている．Medicare 詐欺は，結局ナンバーを持っている医師の責任となり，自分の医師免許書，meidcare ナンバーが危なくなり，それらが取り上げられて医療活動ができなくなってしまう可能性もある．

　私も，実際見るまでは信じられなかったが，私だけでこのような人たちを 20 人以上も見た．一度，このような仕事のオファーもあった．それは，週 3 回，クリニックに立ち寄り，physician assistant によるカルテに目を通し，サインするだけというもので，年収は 12 万ドル．

　こんな仕事のオファーもあった．バーバンクにある診療所では，老人ホームや自宅からバンで老人の患者をピックアップし，クリニックに運んできて，不必要なテストをして，患者をバンで自宅に送り返すというものであった．こうして 1 人の患者から，大金を生み出すというものであった．非常に楽で収入もよい仕事ではあるが，簡単に免許を剥奪され，日本に返されかねないと思われる．

契約書を事前に交わすことの大切さ

　また，こんなこともあった．AAFP のホームページの求人広告欄に，ロサンゼルス郊外の個人開業の家庭医の広告を見つけた．連絡を取ってみる

と，開業して十数年になり，どんどん患者数も増え，もう1人医師を増やしクリニックを大きくしたいのだという．とりあえず，どんなものか知るためにバイトをしてみないかということで，何回かそのクリニックで働いた．お互い気に入ったので，常勤で働き出すことにした．

この雇用主のドクターは，弁護士に契約書作成を頼んでいるからということで，契約書を延ばし延ばしにした．私の経験からいって，仕事を始める前に必ず契約書を書面で交わすべきである．

結局，私たちの契約は，口頭で大体の契約の内容を話しあって，給与，ベネフィット，スケジュールについて合意して，常勤のスケジュールを始めることになった．忙しさにかまけて2～3カ月過ぎてしまったとき，このドクターがファイナンシャルアドバイザーを雇い，次の日，彼女に呼ばれ，なんと解雇通告を受けてしまったのである．

個人開業医の経営は不安定で，多少のことで上下しやすい．医師を1人雇って，支出が増えたのにもかかわらず，このドクターが自分の勤務時間を減らしたこともあり，経済的に困難になってしまったということであった．開始当初の彼女の計算が甘かったのであろうか．事実は，彼女ははじめから私を利用したようだ．専門医試験の勉強時間をつくるために彼女は私を雇って休暇を取り，試験が終わるとすぐ，私のサービスは必要でなくなったのである．

口約束では，解雇宣告されてから最低1カ月間余裕があるはずだったのだが，明日からでも辞めてほしいといわれた．結局，書面の契約書がまだできていなかったので，何も言えなかった．楽しく同僚と仕事をしていたのに，次の日，失職してしまったのである．これは大きな教訓であった．

理想の仕事探しをするための備え

バックアップは常に用意しておく

突然の解雇宣告に遭ったとしても，ご心配なく．私は，常にバックアッ

プを用意している（皆様も，こういうときのために，バックアップを用意しておくことをお勧めする）．契約書なしに勤務していることに不安もあり，Locum Tenens や，アルバイトの派遣の会社に登録をしておいた．

これも，インターネットでサーチすると，斡旋，紹介してくれる会社がいくつか出てくる．具体的に，どのエリア，日時，時間，時給（もしくは，日給），仕事内容などのリストを教えてくれるので，自分の都合に合ったもの，気に入ったものを選ぶことができる．場所によっては，交通費，宿泊費も出してくれるようなところもある．

常勤ではないので，医療保険，有給休暇などのベネフィットはないが，自分でスケジュールを決められることが利点といえば利点といえる．お互いに気に入れば，常勤のポジションが空いたときに雇用してもらいやすくなる．

医療過誤保険は十分に確認する

注意しなくてはいけないのは，医療過誤保険である．相手方がどのような医療過誤保険を提供してくれるか確認することである．私は必ず相手方に，自分でまたは仲介会社を通して連絡を取り，保険証書または，それに代わるもののコピーをもらうようにした．

米国の医療過誤保険は2種類ある．1つは occurrence で，もう1つは claims-made である．Occurrence というのは，実際の訴訟が起きた時期にかかわらずカバーされる．Claims-made というのは，基本的に訴訟の時期にその医療保険に入っていなければ（保険を解約した後に訴訟が起きた場合），カバーされないというものである．解約後もカバーするようにするには，claims-made の場合，tail coverage というものをつける必要があるが，tail-coverage のコストは高い．

もちろん，occurrence の過誤保険のほうが claims-made より高いので，大抵の雇用主は claims-made を提供してくる．そのため，雇用期間外でも適用される tail-coverage を提供してくれることを交渉，確認しておくのが大切である．

【留学先の情報】

Paul Daluga, MD
Program Director
Union Hospital Family Medicine Residency
1513 North 6 1/2 St, Terre Haute, IN, 47807 USA
Tel: ＋1-812-238-7631
Fax: ＋1-812-238-7003
e-mail ● fpvsm@uhhg.org
URL ● http://www.mcrh.org/mcrh/WebPages/FamilyPractice/FamilyPrac.html
＊医局秘書；Vicki Miller +1-812-238-4717

Kamal Masaki, MD
Program Director
Department of Geriatrics
John A. Burns School of Medicine, University of Hawaii
347 N. Kuakini St. HPM-9 ,
Honolulu, Hawaii 96817
Tel: +1-808-523-8461x8815 or x8743
Fax: +1-808-528-1897
e-mail ● dkamalani@netscape.net
＊医局秘書；Danielle Kamalani-Petoc

walk-inも就職活動の有効な手段

　インターネットや広告で見つけたり，リクルーターを使ったり，Locumをしたりするのに興味がなければ，walk-inをしてみるといい．Walk-inというのは，実際に，クリニックや病院に行って，医師の人事部門を訪ねてみることである．ロサンゼルスで最後に見つけた仕事先は，walk-inして見つけたものである．たまたま道を歩いていて，通りかかった良さそうなクリニックにポジションは空いているかどうか聞いてみて，雇用されたものであった．

多くのロサンゼルスの医療機関は，リクルーターに，数万，数千ドルものお金を使いたくないところが多い．というのも，そこまでしなくても，医師過剰のところでは，医師を簡単に見つけることができるからである．
　結局，最後に見つけたこの仕事が，私の中では，米国で一番よい仕事であった．理想の仕事を見つけるまでには，多くの時間と労力を費やした．忍耐と粘り強さを持って取り掛かれば，皆様もきっとすばらしい仕事を見つけることができるであろう．米国で仕事探しをするには，他にも色々な方法があると思うし，他にも問題があげられると思うが，今回の私の経験が，皆様が理想の仕事探しを始めるにあたって参考になれば幸いである．

【参考文献】
1）栃倉慶子　家庭医のすすめ　日本医療情報センター　Jamic Journal 2003.1
2）栃倉慶子　カントリードクター　日本医療情報センター　Jamic Journal 2003.6 Vol.23 No.6 48-49
3）栃倉慶子　Global Standard の視点からの医療（54）米国家庭医療研修制度の実際と展望　南山堂　治療　Vol. 86, No.12〈2004.12〉3231-3235
4）栃倉慶子　プライマリ・ケアのためのよりよい外国人診療　国別に見る疾患・風俗・習慣の違いと食事指導の問題　「欧米人を診る」　南山堂　治療　Vol.88, No.9〈2006.9〉2313-2317
5）栃倉慶子　日常の健康　栄養と食生活・病気の予防/婦人病の検査と予防　US ジャパン・パブリケーション NY 社　ですます帳　Vol.8 2004:430-432, Vol.9　2005; 442-448, Vol.10 2006;420-426, Vol.11 2007（publishing）
6）栃倉慶子　「心肺蘇生法」「ラテックスアレルギー対処法」「針刺し事故の初期対応」「縫合糸の選択」　メジカルビュー　新産婦人科診療コンパス 2007（publishing）

解説2

横断的総合的な診療ができる「専門家」としてのジェネラリスト
～ General Internal Medicine を中心に～

三重大学大学院医学系研究科
地域医療学講座教授
武田裕子

米国と日本の臨床研修
～家庭医療ならびに内科レジデンシーの位置づけ～

主要な診療科ローテーションは卒前教育で

　米国の医学教育では，4年制の医学部の3年次にクリニカル・クラークシップ，4年次にサブ・インターンシップを経験し，主要な診療科を中心にローテーションする．診療参加型の実習を行うことで，即戦力となるような臨床の実力をある程度備えて医学部を卒業することになる．

　わが国では2004年から新医師臨床研修制度が始まったが，この初期研

修2年間で学ぶかなりの部分を米国では学生時代に修得していることになり，卒業後に各科のレジデンシーに進んで研修を受ける．したがって3年間の家庭医療（family medicine）あるいは内科（internal medicine）レジデンシーは後期研修に近い位置づけとなる．

　レジデンシー修了がそれぞれの専門医資格取得の条件となっており，試験を受けて合格すると家庭医療専門医あるいは内科専門医（board-certified）と名乗ることができる．米国の臨床教育については，chapter 7，8に詳しく述べられているのでご参照いただきたい．

家庭医療と内科レジデンシー
－対象とする患者，カバーする疾患など－

　本書でも繰り返し述べられているように，米国の家庭医療ならびに内科レジンデンシーでは，横断的総合的に診療できる「ジェネラリスト」としての専門性を有した医師養成のための研修が行われる．

　内科で対象とするのは成人患者で，家庭医療が守備範囲とする小児は基本的に診察しない．また，産婦人科領域では子宮頸がん検診や更年期障害の治療，妊婦における喘息などの内科疾患のマネジメントは行うものの，家庭医療のように出産を扱うことはない．皮膚科や整形外科，眼科・耳鼻科疾患については，プライマリ・ケア診療で遭遇するようなありふれた疾患や健康問題はある程度研修するが，家庭医療のレジデンシーと比較するとその比重は低く，内科全般を深く広く学ぶ．

　研修の場も家庭医療では診療所や地域（コミュニテイー）である場合が多いが，内科レジデンシーでは様々な病棟での研修，あるいは病院という設定での外来研修がより一般的である．しかし内科レジデンシーのなかにも，外来診療教育の比重を高く設定したプライマリ・ケアコースが設けられているプログラムもあり，診療所での継続外来診療や在宅医療，緩和ケア研修を取り入れているところもある．

内科レジデンシー修了後

内科レジデンシー修了後は，そのまま開業して大人のプライマリ・ケア診療に従事することも可能であるが，循環器や呼吸器といった臓器別専門診療科の「サブスペシャリスト」となるべくフェローシップに進める点が家庭医療研修と異なるところであろう．

フェローシップには，「ジェネラリスト」としての専門性をより深めるための総合診療科（general internal medicine：総合内科あるいは一般内科とも訳される）や老年病内科のフェローシップもあり，アカデミックな教育病院で clinician-researcher（臨床 - 研究者）あるいは clinician-educator（臨床 - 教育者）となる道もある（総合診療科のフェローシップについては後述，老年病内科フェローシップについては chapter 10 参照）．

10 年ほど前より，米国では "hospitalist" と呼ばれる医師が登場し，内科レジデンシー修了者のキャリア・パスの1つとなっている．内科入院患者を病棟で専門に担当する医師で，常に病棟で診療にあたっている医師は，診療の質向上のための活動やリスク・マネンジメント，感染管理，学生・研修医教育などの役割も担っている．

現在では hospitalist のためのフェローシップも登場し，内科や小児科レジデンシー，また数は少ないが家庭医療科レジデンシー修了者向けのものが存在している．clinician-researcher 養成を主眼としたプログラムが多く，総合診療科のフェローシップと共通する点も多い．

総合診療科（総合内科 GIM）のフェローシップ

アカデミックな教育病院で働く総合内科医は大きく2つに分けられる．7－8割の時間を研究に割き診療と教育の責務が軽い clinician-researcher（臨床 - 研究医）と，臨床ならびに学生・研修医教育が中心で研究は1割以下の clinician-educator（臨床 - 教育者）である．

Clinician-researcher のフェローシップは，予防医学やウイメンズ・ヘルス，医療情報などのコースに分かれており，臨床疫学や統計学，医療政策や医療経済に関する研究手法を重点的に学べるようになっている．公

衆衛生の修士号（MPH）を取得できるコースもある．臨床倫理や緩和ケア，ヘルス・プロモーション，医師 - 患者関係などの研究テーマで，調査手法に関する研究や費用対効果に関する研究も盛んに行われている．Clinician-educator コースでは，教育理論やカリキュラム開発，教育における研究技法を学び，教育学修士を取得するプログラムもある．

わが国の家庭医・総合診療医養成後期研修プログラム

わが国でも，これまで様々な教育病院で「ジェネラリスト」の育成が行われてきたが，新医師臨床研修制度が始まり初期研修が必修化されたのをきっかけに，日本家庭医療学会や日本総合診療医学会はジェネラリストの専門性を有した医師の育成を目指して後期研修プログラムを策定している．

家庭医療学会では，初期研修修了者に3年間の研修を行う"家庭医療後期研修プログラム"を 2006 年からスタートさせ，2007 年 6 月にはプログラムの本認定を行った[1]．総合診療医学会では 2007 年 9 月現在，3～5年の研修期間を想定して，まず"病院総合医"の研修プログラムを作成中である[2]．位置づけとしては，前者は米国の家庭医療の研修プログラム（3年間），後者は米国の内科レジデンシー（3年間）に総合内科のフェローシップ（2年間）の内容を一部加えたものに近い．

なお，現在のところ，研修プログラムと専門医制度は別々に議論が進められており，ジェネラリストに関する共通の理解をふまえて日本家庭医療学会と日本総合診療医学会，日本プライマリ・ケア学会，日本医師会の四者で，認定専門医制度に関する話し合いが行われているところである．

ジェネラリストとしての専門性

それでは，ジェネラリストとしての専門性とは何を指すのであろうか．

米国

米国内科学会会長の Dr. Kirk はその講演の中で，内科医（internist）は"慢

性疾患をもち複雑な病態・問題を有する成人患者の診療をもっとも得意とし，そのための専門知識を有している"と述べ，その役割としては，

- プライマリ・ケアの提供
- 疾患をあらゆる角度から考え診療する
- エビデンスに基づいた疾病の予防や早期発見の専門家である
- 医療システムのなかで患者に道標を示し，患者の側に立って発言する
- 診断学のエキスパート（diagnostician）
- 他科からの相談に乗るコンサルタント
- 費用効率の高い医療を提供するための管理者
- 医療情報の専門家
- 医療チームにおけるリーダー役
- 研究者であり教育者

を挙げている[3]．

カナダ

一方，カナダでは，内科医（internist）は病院に勤務する医師であり，"成人患者に外科以外の医療を提供する高度な研修を受けたスペシャリストで，臓器別専門診療科のサブスペシャリストとプライマリ・ケア医の間を埋める"としている[4]．そしてその役割として，

- 患者診療におけるコンサルタント：プライマリ・ケア医や内科サブスペシャリスト，ならびに内科以外の専門科からの相談を受ける
- 幅広い領域の疾患に対応できる臨床経験を持ち，臓器や疾患ではなく患者を診る医療を提供する
- どのような場で診療するかによって，臨機応変に求められる役割を果たすことができる

具体的には，急性疾患の患者診療，集中治療，複雑で深刻な病態を有する患者に対する継続ケア（プライマリ・ケア医とともにフォローする），診断のつかない患者へのアプローチ，複数の疾患を有する患者のマネジメ

ント，術前コンサルテーション，内科疾患を合併した妊婦へのケアなどを行っている．

日本

　日本家庭医療学会の後期研修プログラム（Version 1.0）では，家庭医を特徴づける能力として，次の3つを掲げている[1]．
- ・患者中心・家族志向の医療を提供する能力
- ・包括的で継続的，かつ効率的な医療を提供する能力
- ・地域・コミュニティをケアする能力

　また，家庭医が持つ医学的な知識と技術として表1の項目をあげている．
　一方，日本総合診療医学会では，現在作成中の「病院総合医コースの後期研修プログラム（案）」のなかでは，総合診療医の役割を，次のように述べている[2]．
- ・特定の臓器に限定することなく，最新の臨床知見を活用し，ニーズに基づいた患者中心の医療を実践する
- ・安全で質の高い医療のための，院内チーム・マネジメントに貢献する
- ・基本的臨床能力に関して学生・研修医の教育を実践する

表1　家庭医が持つ医学的な知識と技術

・健康増進と疾病予防
・幼少児・思春期のケア
・高齢者のケア
・終末期のケア
・女性の健康問題
・男性の健康問題
・リハビリテーション
・メンタルヘルス
・救急医療

また，病院総合診療医の中核的能力（core competency）として以下の項目をあげ，研修によりこれらの能力を修得することを目標にしている．
① 内科を中心とした幅広い標準的診療能力
② 患者の最善利益を考え，問題に対処できる能力
③ 対人関係スキルおよびコミュニケーション能力
④ 組織としての医療機関に貢献できる院内チーム．マネジメント能力
⑤ 診療の場において教育を提供する能力
⑥ 実践を振り返りながら学習を継続できる能力

北米，日本とも表現は多少異なる部分があるものの，共通したジェネラリスト像が描かれており，その役割や専門性がイメージできたのではないだろうか．

ジェネラリストの活躍の場

ジェネラリストの専門性を修得して帰国した場合，どのようなキャリアの選択肢があるであろうか．医師不足が深刻化しているわが国では，ジェネラリストの需要はこれまでにも増して大きくなっているといえる．

本書にも多様な診療の場で活躍している臨床留学経験者の体験がつづられているが，診療の場の違いによって総合診療医の果たす役割も異なる[5]．
（1）大学病院・研修教育病院の総合診療部（科）あるいは家庭医療科
　総合外来や一般病棟で総合診療を実践し，学生・研修医教育にあたりつつ研究活動を行う．若手であれば医員として診療と教育に従事したり，ジュニア・ファカルティ（教員）として診療・教育を行いながら指導を受けて研究活動を行う．
（2）大病院の総合診療部（科）
　病棟診療と総合外来が中心となり，専門医と連携して病院機能を高める役割を果たす．救急外来に携わることが多い．医療管理面でリーダーシップを期待されることも少なくない．

（3）中小病院の総合診療科・一般内科

臓器別専門診療科が揃っていない病院では，内科全般の診療を行える総合診療医の活躍の場は広い．

（4）地域の診療所

内科医として外来診療を行いつつ，プライマリ・ケアや家庭医の役割を求められる．地域の保健・福祉活動に参加し，地域医療への貢献が求められる．

臨床留学でレジデンシーのみ終了して帰国した場合には，さらにサブスペシャリストを目指して教育病院で研修を続けサブスペシャリストになることもあれば，一定のサブスペシャリティを獲得した後に総合内科に戻る例もある．臨床疫学や公衆衛生の研究活動を行う研究機関や，行政も進路の選択肢となるであろう．

留学することの意義は

わが国でも研修制度が整備され，家庭医・総合診療の領域でも充実した研修プログラムが用意されていて，必ずしも海外で学ばなくともジェネラリストの道を目指すことができるようになった．最終的には個人の選択となるが，本書を読んでおわかりの通り，臨床留学は医師としてばかりでなく人間としても成長するような幅広い経験を与えてくれる．語学力や経済的問題，家族の事情などを考慮して留学が可能な状況にあり，試練に遭ってもやり遂げたいという強い意志があるのであればチャレンジすることを勧める．

私個人にとっては臨床の実力がついたほかに，尊敬する先生や同僚に出会い，後輩に伝えたいと思うような温かい指導を受けられたこと，米国の合理的な医学教育システムを実際に体験できたことは大きな財産となった．また，英語が身に付いたため，帰国後も英語文献や教科書からの情報収集がそれほどたいへんではなくなった．さらに文化的な違いが理解でき，米

国人とのコミュニケーションが円滑になったように思う.

　米国総合診療医学会（Society of General Internal Medicine）の学術集会などで昔の友人・知人と再会し，情報や意見交換するのも楽しくためになる．この学会では非常に多くの教育プログラムが用意されているが，総合診療領域の研究ではまだまだ日本の先を行っていて学ぶことが多い.

　また，ワークショップやインタレスト・グループなど参加型のセッションでは，"女性に求められるリーダーシップ・スキル"や，"若手研究者のための助成金獲得法"，"論文の効果的な査読法"，"医師人生を振り返る"といったユニークなテーマが取り上げられていて，北米の総合診療医学から学ぶことは尽きないと感じている.

【参考文献】
1) Kirk LM. *General Internal Medicine in the United States*. Japan Chapter American College of Physicians, Chapter Meeting Osaka, 2007
2) Snell L. *General Internal Medicine in Canada: A unique medical specialty?* Japan Chapter American College of Physicians, Chapter Meeting Osaka, 2007
3) 特定非営利活動法人　日本家庭医療学会認定後期研修プログラム（バージョン 1.0）http://jafm.org/html/pg01_0_060316.pdf
4) 病院総合医後期研修プログラム（案3）日本総合診療医学会　後期研修プログラム・ワーキンググループ　2007
5) 山城清二. 総合診療の core value と活躍の場. 総合診療医学 10（1）: 5-8, 2005

chapter 7

一般内科医・臓器専門内科医になるための基礎

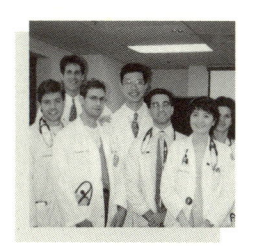

手稲渓仁会病院
総合内科

金城紀与史

July 1997-June 2000
Resident
Department of Internal Medicine
Thomas Jefferson University Hospital

July 2000-June 2003
Fellow
Division of Pulmonary and Critical Care Medicine
Mount Sinai School of Medicine

❖要旨❖

　内科研修は一般内科医を育てるだけでなく，専門内科医育成の礎ともなる．内科の基本は一般内科医にも専門内科医にも必要であり，幅広い成人疾患を経験して内科的考え方を学ぶ．専門手技の習得は遅れるように見えるが，複合的疾患にも対応できる専門医を育てるにはこのような研修は必須である．
　専門医療が台頭する米国ではプライマリ・ケアの人気は低下している．しかし，幅広い疾患を専門医と連携しながら「継続的に」診療する一般内科医に対する需要は将来も絶えることはないだろう．

大学卒業後に千葉県鴨川市の亀田総合病院で初期研修を行うことに決めたのは，生まれ育った東京から離れて一人暮らしをしてみたかったこと，特定の科に入局せずにスーパーローテーション研修をしてから将来の専攻を決めたいというモラトリアム気分，市中病院でコモン・ディジーズ（common disease）を経験してみたかったこと，米国人教育専任指導医がいたことなどがあった．

　亀田総合病院でお世話になった米国人医師 Dr. Stein や，米国から帰国した指導医，常盤由美子先生・川西秀徳先生はそれぞれ強烈な個性があったが，皆教育に情熱を注ぎ研修医を指導し，経験による医療でなく根拠に基づいて医療を行うべきであるというメッセージを植えつけた．彼らから，米国臨床研修がいかに素晴らしいかを繰り返し聞かされ，半信半疑ながらハーバード大学関連病院やハワイ大学を見学する機会を持ち，教育システムの素晴らしさを実感した．

　卒後3年目の時，野口医学研究所の紹介によりトーマス・ジェファソン大学病院（Thomas Jefferson University Hospital）で3カ月の見学をすることができ，面接・マッチと進んで1997年7月から内科研修に入ることになった．

内科研修の根幹としてのレジデンシー

研修システムとしての臨床留学

　ハーバードやハワイ大学でみたレジデントらは，内科的知識に豊富で，インターンや医学生らに堂々と教育ができる「頼もしい兄さん・姉さん」のように見えた．それも一部の優秀なレジデントだけが頼もしいのではなく，2年目，3年目になれば皆そのような成長が遂げられることが衝撃的であった．

　このようなトレーニングシステムのもと，医学部3年生時から病棟や外来で指導医の監督を受けながら，実際に医療チームの一員として患者の治

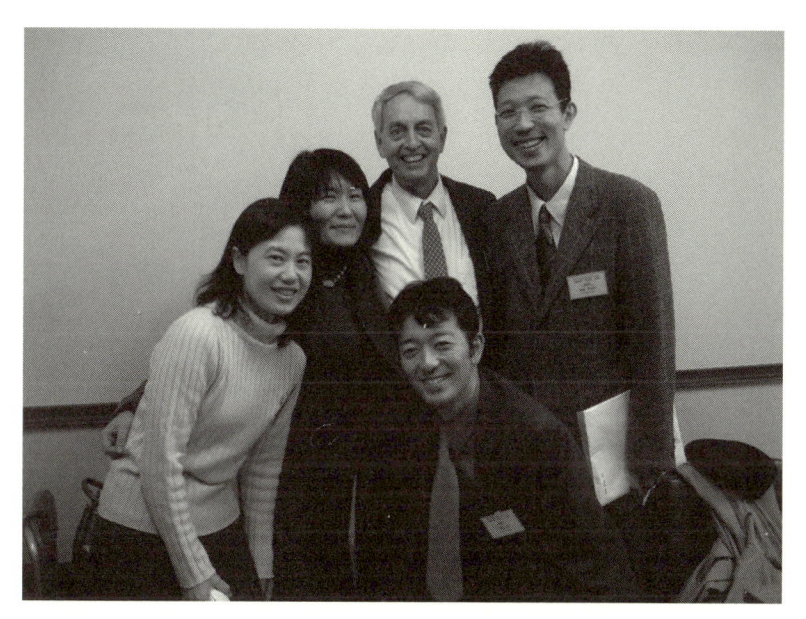

▲亀田病院でお世話になった Dr. Stein と，亀田で一緒に働いた当時の仲間とともに

療に携わり，回診で報告する実践を繰り返すことで，医学生から研修医にスムースに移行できる．研修医の選抜も厳しい．

どこで研修を受けても研修の質が保障されるよう，ACGME（Accreditation Council for Graduate Medical Education；卒後医学研修認定委員会）によって指導医の数や資質，ローテーションの内容，カリキュラム，カンファレンス，労働環境など細部にわたって規定されており，これを満たさない研修プログラムは認定を取り消されてしまう厳しい品質管理がされている．

米国の医学教育が現在の形になったのは，19 世紀末ジョンズ・ホプキンス大学病院が設立されオスラーら先進的臨床教育家が，チームで回診しながら学ぶ方法を実践したことに始まる．この実践的研修方式が，当時の悪質な医学校を駆逐した「教育革命」に負うところが大きい．

実際の患者を中心にして，医学生・研修医・経験豊かな指導医の屋根瓦

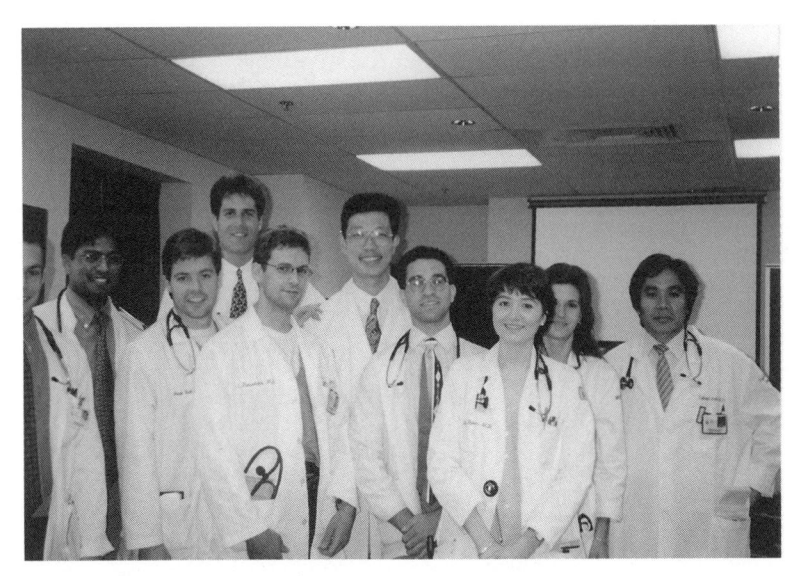

▲念願だったエクスターンをトーマス・ジェファーソン大学病院で行う

　チームが取り囲んで一緒に診察し，観察した結果や治療方針を話し合い，階級によらず自由に討論するなかで診断推論を学び，経験豊かな臨床家の診察技術や患者とのコミュニケーション能力を学ぶ方式は，座学では決して習得できない臨床医学の学習方法として優れている．
　もちろん，日本に比べれば医師数・看護師などコメディカル数が圧倒的に多い米国では，指導医の数，研修医の数，時間的余裕，カンファレンスや教育資材の量も豊富である．そうした教育環境を維持するためにも医療費が莫大にかけられ，だからこそ成り立っている贅沢といえるかもしれない．
　留学前は自分の知識や技量をつけることに必死で，とにかくシステムとして優れている米国で研修すれば実力がつくだろう，という軸でしか物を考えていなかった．

内科の基本をしっかり身につける
　内科研修の目的は，幅広い成人の疾患に対応する一般内科医 general

internistを育成することに加えて，臓器専門内科医subspecialist（循環器内科や消化器内科専門医など）を作る基礎固めとしての研修という意味合いもある．

　臓器専門内科医資格Subspecialty Boardを取得するためには，内科専門医資格Internal Medicine Boardを取得することが必要であり，これを取得するためには3年間の内科レジデンシーを経なければならないのである．つまり，米国で臓器専門内科医として仕事をするためには内科レジデンシーを修了して，そのうえで2〜4年の専門研修（フェローシップ）を終える必要があるのである．

　こうしたシステムによって，たとえ将来は循環器に特化した専門医，腎臓に特化した専門医として働くにしても，内科の基本がしっかりと身につくようになっている．つまり「腹痛患者」に対して，自分の専門の「消化管」疾患しか思いつかないような消化器専門医にならないよう，基礎固めをするのが内科レジデンシーなのである．

　専門家が多数いる大病院では，狭い専門分野の仕事だけをしていても十分にやっていける．診療の質や訴訟の恐れから自分の専門外の内容にわざわざ手を出すこともない．専門の仕事のみしていればいいのに，なぜ内科レジデンシーをする必要があるのか．

　カテーテルや内視鏡を内科レジデントの時に触ることはなく，専門研修（フェローシップ）までお預けである．一見専門医になるには遠回りのようである．レジデントは，限られた基本手技（経鼻胃管，動脈採血，中心静脈カテーテル，腰椎穿刺など）だけ習得することが要求され，残りは幅広い疾患群を数多く経験し，その診断と治療の基本的考え方を学ぶことに費やすのである．

　その代わりに，幅広い疾患を経験するように様々な病棟（循環器病棟，感染症病棟など）やMedical ICU，CCU，救急室，外来，老人ホームなどをローテーションする．様々なローテーションを通じて偏りなく，急性期から慢性期，超重症から軽症までみる力がつくのである．

　そして，内科医としての基本的情報収集能力（病歴聴取や身体所見），

診断推論，患者や家族とのコミュニケーション能力を磨く．将来専門に特化しても役立つ基本をしっかり習得し，さらに狭い科の考え方では診療できない多臓器に及ぶ疾患にも対応できるようになる（膠原病，老年医療，ICU医療などがよい例である）．「腎臓しかみない」「心臓しかみれない」ストレート研修では「内科医」としては失格であり，専門医としても不十分であるという考え方に基づいている．

　内科研修を支えるのは一般内科だけではない．専門内科・一般内科を束ねるDepartment of Internal Medicineに研修プログラムは属しており，レジデントを育てるのは一般内科医であり，専門内科医である．循環器内科専門医は循環器病棟やCCUでレジデントを教える．カテーテルやエコーを教えるのではなく，循環器疾患をどのように診断し，治療するか，循環器疾患の考え方の基本を教えるのである．

　さらに循環器内科専門医でも内科の基本を教えなければならない．医学生に病歴や身体所見のとり方（心臓の聴診だけでなく，頭からつま先まで）を教えるのだ．内科の基本を教える責任を負うことで，自分の専門だけでなく内科全般の知識の維持が要求される．

　専門医資格は10年ごとに更新しなければならず，研修医時代に身につけた全般的知識を維持・更新していくように奨励されている．もちろん専門分野の知識の維持や更新だけでも大変であるから，やはり専門外の知識は劣るし，教育に関わらないスタッフはなおのこと専門に偏りがちではある（例：教育病院以外の医師や，リサーチ中心の医師）．米国の内科医が全員一般内科医として通用するというのはあくまでも理想であり，現実そうではない面も多いとはいえ，内科医のあるべき姿の哲学としては素晴らしいと思う．

プライマリ・ケア医としての一般内科医

　現在の米国は残念ながらプライマリケア・一般内科医には逆風である．消費社会の象徴のような米国社会では，専門医療・先端医療への要求度は

高く，専門医の立場も優位である．一般内科医より専門医の給与は高く，近年はますます一般内科医として働く人材が少なくなっている．

わたしがレジデントの時代には新しい医療保険HMO（Health Maintenance Organization；健康保険維持機構）がまだ勢いを失っておらず，一般内科医が慢性疾患を管理し，予防医学も行うことで専門医療の過剰使用を抑制し，医療費の無駄使いを減らそうという時代であった．レジデント卒業後半数程度が一般内科医キャリアへ進んでいった．彼らのキャリアには，専門医と違った魅力がある．

疾患の幅の広さ・継続性の魅力

一般内科医は，成人の疾患に対応するために幅広い知識と技量が要求される．肺炎・気管支炎のような急性疾患，糖尿病や高脂血症のようにライフスタイルに直結した慢性疾患の継続診療，喘息・COPDのような一般的慢性疾患の継続診療，予防接種や避妊法指導，禁煙指導，大腸がん・前立腺がん・子宮頸がん検診といった予防医学，腰痛・充血・皮疹・うつ病など他科の守備範囲の疾患も診療する．さらには高齢者診療，緩和ケア，終末期医療についての話し合い（蘇生処置を望むかどうか）なども一般内科医の仕事として期待される．

幅広い疾患を外来で継続的にみることは家庭医に似ているが，一般内科は産科・小児科領域は含まない．内科研修は，その後に臓器専門内科医になる人材の育成も目的としているため，ICU・CCUといった重症患者をみる病棟ローテーションが家庭医研修よりも長い．しかし，一般内科医になるために外来研修は必須である．

わたし自身，インターンの時から平均週半日外来があり，自分が担当する患者を3年間続けてみるような継続外来を行った．ICUや関連病院でのローテーションなど不在のとき以外は一定の患者を担当した．始めは子宮頸がん検診など，初めてのことばかりで，しかも健康維持や予防医学的指導などを英語で伝える困難は伴ったが，次第に"Dr. Kinjo"と自分を特定して来てくれることに喜びを感じるようになった．

レジデントクリニックに来るのは，所得の低い人々が多く，社会的問題を抱えた患者も多かったが，逆に彼らから病気だけを診るのではなく，生活状況を知ったうえで診療していく大切さ，信頼関係を結んでいくには継続性をもって様々な面に目を向ける必要があることを知った．例えば薬が高価で買えない患者には，優先順位をつけ本当に必要なものだけをコストも念頭において処方するなど，医療保険制度の整った日本ではあまり経験しないことかもしれない．

病棟は重篤な状態の患者を相手にストレスも多い環境であるし，状態の悪すぎる患者を機械的にみてしまいがちであるが，外来は日常生活を送っている患者と付き合う「社会への窓が開いている場」として，ほっと息をつく研修の場とも言えるかもしれない．

専門外来研修・在郷軍人病院外来研修

前述のように，レジデントクリニックには社会的に弱い立場の人々が多い．様々な社会経済状況の人を診察し，疾患の幅も広がるように，外来研修には専門外来も含まれる．わたしは皮膚科外来・呼吸器外来・腎臓内科外来で経験することができた．

また，在郷軍人病院は退役軍人に医療を提供する機関であり，喫煙率も高く，前立腺肥大・がんや COPD，戦争後 PTSD やうつ病の継続外来を経験した．

開業医外来研修

3年間で最も充実した外来研修が開業医の診療所に1カ月間通うものだった．フィラデルフィア市南部にあるイタリア移民の多い地区にある診療所で，スタッフ医師は5名おり，彼らを主治医とする患者の定期外来で予診をとる形で診察し，スタッフ医師と話をしながら方針を決める．

印象的であったのは，患者はレジデントに診られることになんの抵抗感もなく，しかしいざ主治医のスタッフ医師が出てくると旧知の友人と会うかのごとく「再会」を非常に喜んでいる姿であった．もちろん医師─患者

関係の一線を越えるわけではないが，信頼関係で結ばれた患者と長期に関わっていく喜びは大きいだろうと感じた．

5名スタッフがいるとは言っても役割分担がされていて，毎日外来ばかりやっているわけではない．彼らグループの患者が入院した際には，病棟に回診に行って毎日診察する．入院先は地域の市中病院もあれば大学病院もあり，毎日複数の病院への回診と診療所での外来を行うのは効率も悪い．そこでグループ内の若手に病棟回診当番を任せて外来を少なめにし，ベテランは外来を多くするというローテーションでまわしていた．

開業医とは言え，教育指導の時間が非常に多いのが新鮮であった．市中病院での回診前にはモーニングレポートを行い，レジデントクリニックの指導医を引き受けてもいた．また，夜間の急病の電話相談や，グループの患者が救急受診した際に救急部医師との治療方針の打ち合わせ，週末の回診当番をグループ内で分担しており，診療・教育・プライベートの時間のバランスが取りやすい．

昨今は，外来と入院を別々にして一般内科医は外来に特化し，入院中はhospitalistに一任する方式が広がっている．たしかに入院中の方針決定は病院に常駐するhospitalistに任せたほうが的確でしかも早いだろう．ただし，開業医が入院した病院にも回診に来てくれることは患者にとっても安心材料になる．

延命措置の話し合いや重大な疾患の告知など，長期にわたって信頼関係を築いた主治医がいるかいないかは非常に大きい．患者や家族の性格・価値観・社会背景を知っている主治医がいることで，難しい判断を迫られるストレス下，「こうしましょうか」と自然に方針が決まっていくのを何度も目撃した．

診療―教育―地域医療のサイクル

帰国後わたしは研修プログラムのある市中病院で総合内科を始めた．どの専門内科医になるにせよ「内科の基礎」を修得すべきであると信じたか

らであった．

　亀田総合病院でお世話になったDr. Steinはリウマチ専門医，常盤先生は腎臓内科専門医，川西先生は消化器専門医であったが，われわれ研修医に教えたことは「内科の基本」であった．彼らは病歴聴取や診察を重視し，手技よりも考え方が内科医の命であるという魂で仕事を研修医に見せた．彼らの知識は広く，専門外の内容でも徹底的に調べて専門医の言葉を鵜呑みにせず，あくまでも根拠に基づいた最善の医療を行うことを目指していた．

　米国臨床研修を体験し，専門医になった今でもわたしは彼らの考え方に強く共鳴する．しかし問題にも直面した．総合内科・総合診療科・プライマリケア医はどこまで診るべきか，みてもよいか．専門各科との連携をいかにとるべきか．専門性が高くないことは強みともなるが，弱みとも見られることなどである．

専門医の優位，日米の相似

　日本ではプライマリ・ケア系学会がいくつかあり，各々アイデンティティーを確立しようとしている．総合診療科・総合内科・家庭医療など「全人的にみる」「幅広い疾患に対応する能力のある」ことは医学生には魅力的であるものの，大学や大病院ではなかなか根付かない．

　卒業研修必修化で全般的にみる能力が重視されるようになったが，2年間の研修で本当にジェネラルな力量がつくのかという批判や，2年間の研修によって専門研修の遅れや医学研究への悪影響を危惧する声もある．

　早々と将来の専門を決めてしまって，総合的な診療能力の取得にまったく興味を示さない研修医も中にはいる．高度医療技術の威力・恩恵を研修中に体験してしまうと，「問診を省略して超音波や放射線診断から始める医療」に疑問を持たなくなってしまうことも多いようだ．病歴と診察から診断を絞ることは「時代遅れ」であるという印象を持ってしまうのだろう．

　米国でも，高度先端医療が簡単に手に入る大病院のレジデントが病歴や診察能力を研ぎ澄ます機会はそれほどない．診察の「アート」を保持して

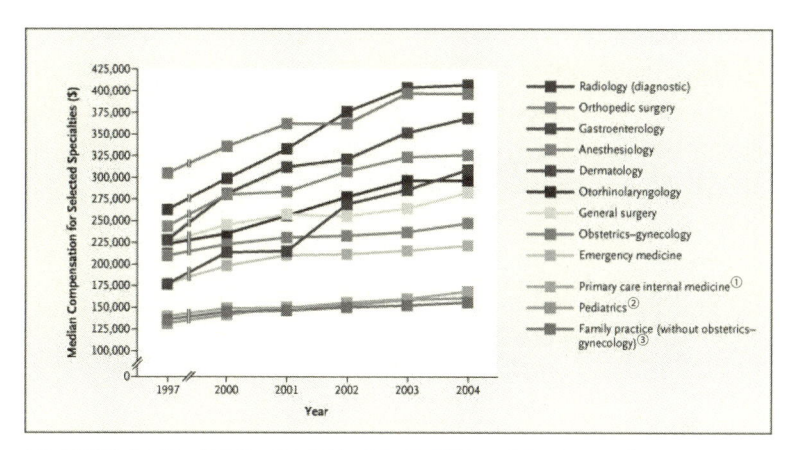

▲診療科別年収（①一般内科，②小児科，③家庭医が低いことを示している）
Primary Care – The Best Job in Medicine?
Beverly Woo, M.D.
New Engl J Med 355: 864-866, 2006 より

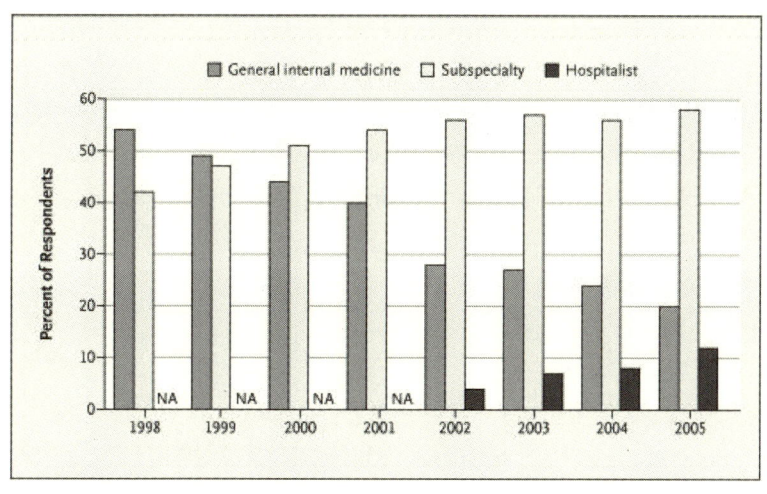

▲内科レジデントに将来のキャリアをアンケートした結果（一般内科医を目指す割合が年々低下し，専門各科，hospitalistに進む希望者が増加）
Primary Care – Will it Survive?
Thomas Bodenheimer, M.D.
New Engl J Med 355: 861-864, 2006 より

【留学先の情報】
Gregory C. Kane, MD
Residency Program Director
Department of Medicine
Thomas Jefferson University Hospital
1025 Walnut Street
Room 805
Philadelphia, PA 19107
e-mail ● Medicine.Residency@jefferson.edu
URL ● http://www.jefferson.edu/internal/residency/

いる指導医も世代交代で少なくなってきている．研究成果至上主義が医学校で台頭し，かつてのような時間を十分にとったベッドサイドでの教育をしても評価されにくい風潮になってきてしまっている．オスラーたちが築き挙げた臨床医学教育の基盤が崩壊するのではないか，と危惧する声も挙がっている．

　現に，米国でもプライマリ・ケア系の科の人気は決して高くない．英国のように専門医へのアクセスを制限し，プライマリ・ケアをゲートキーパーとしているシステムとは違い，専門医が林立する状況は日本と似ている．学会も危機感を持って様々な提言を行っている．医療費高騰のなか，より多くの患者を短い時間でさばく圧力がかかり，絶望してプライマリ・ケアを捨てていくケースも多いという．

医師としてのアイデンティティーをどこに求めるか

　プライマリ・ケア医が育ちにくい環境は日本でも同じかもしれない．しかし芽も出ないほど砂漠的状況ではないと信じたい．専門医も狭い範囲だけに特化するのではなく「時々でもよいから」総合診療に携わり，教えることに関わることで指導層も指導内容も豊かになるだろう．ストレート研修ではなく，内科の基本を学んできたほうが，実力ある専門医が育つこと

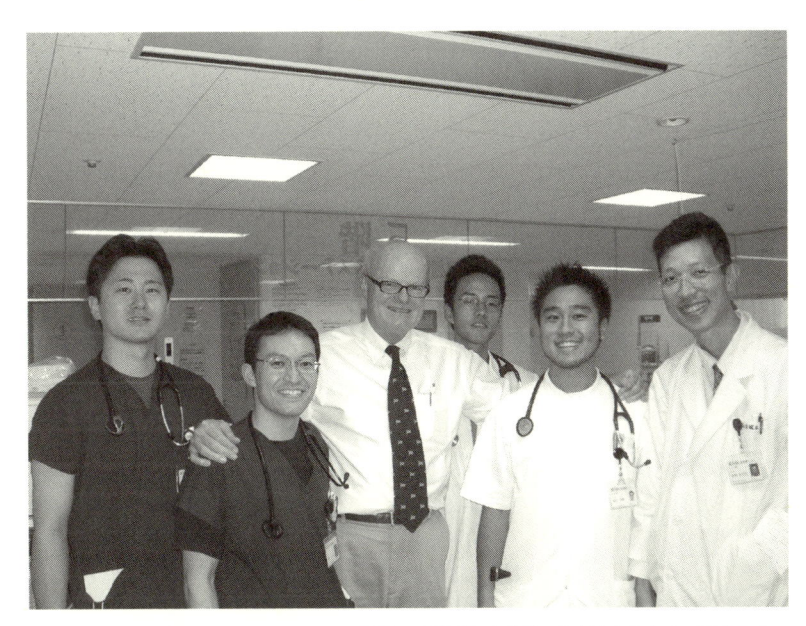

▲一般内科医の神様，Lawrence Tierney 先生を手稲渓仁会病院にお招きしたときの記念スナップ

を理解してくれれば協力してくれるのではないか．

　また，総合診療医すべてがカテーテル・内視鏡といった特殊技術を専門医と同レベルでやっていくのは難しい．いかに科や組織の壁を低くして内科医が連携していくかが重要である．これからは「心筋梗塞後の患者のフォローを一般内科医がした場合と循環器内科医がした場合，どちらが予後がよいか」を議論するのではなく，いかに細分化していく専門分野同士をコーディネートするか問うべきであろう．

　また，開業医になってしまうと日々の診療と経営に追われてしまうのはもったいない．高齢化が進む中，蘇生処置の話し合い，看取り医療など，かかりつけ医の役割への期待は大きい．小児医療や地域医療のような人材不足の分野でのプライマリ・ケア医の需要も大きい．

　開業医も研修病院とかかわり，研修医を使って重症化した自分の患者を入院させることができれば診療の継続性は保たれ，しかも研修医教育に関

与することで医学知識の更新ができる．さらに長期の医師─患者の信頼関係を研修医に見せることは非常に意味のあることであろう．

　専門を究めることが専門医にとっては誇りであり，自らの医師としてのアイデンティティーの証であることは間違いない．しかし，専門にだけ特化することで，内科の基本が空洞化しかねない．また，診断が難しい・多臓器にわたる疾患患者のたらい回しの危険がある．

　人手不足の地域医療の現場では，地域のニーズに応えて専門外の診療にも手を出さざるをえないこともあるだろう．患者のニーズに応えるべく，専門外のことも貪欲に勉強し，必要に応じて専門科との連携をしていく「しなやかさ」「したたかさ」が社会から内科医に求められることかもしれない．「なんでも相談できる，なんでも気軽にみてくれる」「ずっとみてくれる」医師を理想とする患者の要請は今後も続くであろう．

chapter 8

日本と米国の医学教育を比較して
～米国レジデンシートレーニングのすすめ～

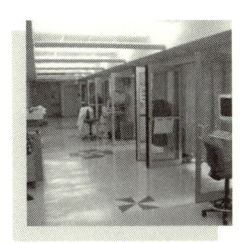

神戸大学医学部
総合診療部

平岡栄治
JANAMEF Fellow2001

July 2001-June 2004
Resident
Internal Medicine Residency
Program
University of Hawaii

❖要旨❖

　1992年に神戸大学医学部を卒業し，野口フェローとして，ハワイ大学内科にて1カ月のエクスターンシップを経験した後，卒後9年目に同大学内科にて3年間レジデントとして研修を受けました．2004年に帰国し，現在は神戸大学医学部附属病院総合診療部にて，学生・研修医教育に携わっています．日米双方で研修を行い，現在，日本の大学病院にて一般内科の臨床・教育に携わっている経験・観点から，米国で臨床トレーニングを行う利点を述べたいと考えます．

臨床留学を勧めるわけ

　1992年に神戸大学医学部を卒業後，神戸大学循環器内科（旧第一内科）に入局し，3年間の内科研修を修了しました．その後，4年間の大学院を卒業，1999年から2年間の循環器内科の臨床研修を行いました．その間，野口医学研究所のセミナーに出席し，野口fellowとしてハワイ大学内科にて1カ月間のエクスターンシップを経験し，マッチ外でレジデントのポジションを獲得しました．

　2001年からハワイ大学内科にて3年間レジデントとして研修を受けました．つまり医学部卒業後9年目にして，米国で内科研修をやり直したことになります．その後，2004年に帰国し，現在は神戸大学医学部附属病院総合診療部にて，学生・研修医教育に携わっています．

　日本は医療レベルが高く，その結果，世界の中でも長寿であるし，また最近日本でも様々な教育改革がなされ，学生教育，研修医教育が良くなってきているので，わざわざ米国に臨床トレーニングを受けに行く必要はないのではないかという考えの人もいらっしゃるかもしれません．しかし，それでも私はやはり米国で臨床トレーニングの経験を積むことを多くの人にお勧めしています．

　日米双方で研修を受け，その後，日本の大学病院にて一般内科の臨床・教育に携わっている経験・観点からその理由を述べたいと考えます．

日米の学生教育の違い

ハワイ大学の学生教育

　米国では，学生教育は長期的展望に立って総合的に組み立てられています（図1）．日本の大学ではやはり医局単位で講義や教育がされているように思いますが，ハワイ大学ではoffice of medical educationという部

図1　ハワイ大学医学部の4年間のスケジュール

1, 2年次（これらはチュートリアルを中心に教育される．）	
ユニット1	健康と病気の諸問題へのガイダンス
ユニット2	心血管系，呼吸器系，腎・泌尿器系
ユニット3	消化器系，内分泌系，代謝系，血液系
ユニット4	神経系，運動器系，行動科学系の臓器系統別学習
ユニット5	小児科学，産婦人科系，老年病学
3, 4年次（病棟・外来）	
ユニット6	クリニカル・クラークシップ（内科，精神科，小児科学，外科学，家庭医学，産婦人科）
ユニット7	選択実習（多くの学生が他の大学に武者修行に行く．そのときのアピールによってはレジデントとしてそのプログラムにポジションをとることができるかもしれない．ハワイ大学にも他の大学医学部学生が選択にてローテーションに来ていた．）

『ハワイ大学医学部　教育課程の概要』（ハワイ大学式ＰＢＬマニュアル，羊土社）

署があり，ここで学生教育が総合的に立案されています．

　ハワイ大学医学部は前半2年と後半2年に分けられています．医学部を卒業するとレジデントとして働くことになるため，そのレベルに到達するよう，後半の2年間はかなり厳しくトレーニングをされます．いわば，後半の2年間を充実したトレーニングとするために，前半の2年間は組み立てられているのです．

　医学部3年生になると指導医や上級レジデント（2年目または3年目レジデント）のもと，病棟・外来で実際に患者から病歴を聴取し，カルテを書き，オーダーを出すトレーニングが行われます．内科病棟のローテーションではレジデントとともに4日に1回，当直 ―― 現在は8日に1回 ―― を行っていました．

　彼らはER（救急室）で実際に問診や診察を行い，入院時カルテを書きます．数日に1〜2人新患を診ることが求められており，1カ月で10人以上の新患を診ていました．また患者に関することで調べなければならないことが出た場合は，チームの上級レジデントが学生に指示してエビデン

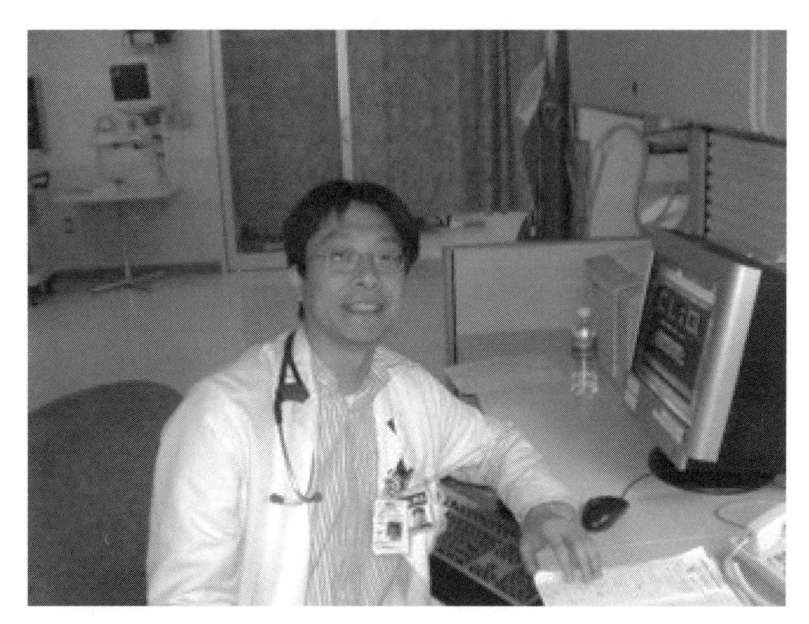

▲クイーンズ病院ERにて入院病歴を書いているところ

スを調べさせ,実際に彼らの調べた結果に基づいて治療を行うこともありました.

　これらのことは外来でも同様です.外来ではより多くの患者,たとえば1日数人以上の病歴,診察,カルテ記載,プレゼンテーションを行います.彼らはレジデントと同様,カンファレンスやアテンディングラウンド(指導医の教育回診)でケースプレゼンテーションを行ったり,パワーポイントを使用した講義をレジデントや指導医を相手に行います.クワキニ病院(Kuakini Medical Center)の tumor board(腫瘍内科カンファレンス)で,パワーポイントを使いながら腫瘍内科専門医たちの前でケースをプレゼンテーションし,それに関する教育的講義をしているのが3年生の学生と知ったときにはとても驚きました.

　したがって,それができるレベルに達するように,前半2年の内にトレーニングが組まれています.ハワイ大学では医学部1年生の最初から PBL (problem-based learning）が始まり，それを主体に臨床，基礎医学を同時に学ぶように工夫されています（詳細は『ハワイ大学式PBLマニュアル』羊土社を参照）．また，パソコンを用いてエビデンスを調べる方法などを教わり，そして，学んだことを周りの人と教え合うことの重要性も教わります．

　プレゼンテーション能力をつけるのは非常に重要とされ，1年次からその練習が始められます．ある時，1年生の講義に参加したときのことですが，驚いたことにスピーチの専門家が，立ち方，目線の合わせ方，沈黙の利用の仕方などを学生に教えていました．

　ハワイの医学部教育については，他国の指導医に教えるセミナーが毎年あるので，日本の指導医の先生方の参加をお勧めします（詳細は http://ome.hawaii.edu/）．

日本の学生教育

　一方，日本では，医学部は6年間あります．神戸大学では1年目は医学以外の科目と少しばかり基礎医学を中心に学び，2年生，3年生は基礎医学を学びます．3年生で診断学を少しだけ講義で学びます．4年生になり，チュートリアルを通じ，臨床に触れ始め，4年の最後に初めて病歴のとり方や身体所見のとり方の基礎を短期間（神戸大学では約2週間の間）で教えられます．4年終了時にOSCE（objective structured clinical examination：客観的臨床能力試験）という試験があり，身体所見のとり方に関する試験を受け，それに合格すると5年次に病棟・外来実習が始まります．

　しかし，米国の3年次の病棟・外来実習とは違い，患者から直接病歴や身体所見をとったり，プレゼンテーションを行う機会は非常に少ないです．1年間で患者から病歴をとる機会は数回あるかないかくらいです．プレゼンテーションということであれば，その半分以下ということになります．よって卒業後（すなわち医師免許取得後），研修医になり初めて本格的に病歴や身体所見，ケースプレゼンテーションを行うことになります．

おそらく日本の研修医3年目と米国の医学部生3年生が同じくらいのレベルではないでしょうか．実際，私は卒業後9年目でレジデントを開始しましたが，学部3年の学生より能力が劣っていて悔しい思いをしました．

ハワイ大学内科レジデントを経験して

ハワイ大学内科レジデンシー

　ここでは，米国の内科レジデントに関して述べます．米国ではレジデントの間に内科全般に関し，色々な経験を積みます．ハワイ大学の内科インターン（intern；すなわち1年目の研修医のこと）を例に挙げます（図2）．
　4週間おきにローテーションが変わり，1年間は13タームに分けられています．病棟は6ターム，外来（クイーンエンマクリニック；Queen Emma Clinic）は2ターム，整形外科・眼科・精神科・耳鼻科・性病科・産婦人科などの内科以外の外来が1ターム（この間に内科医が経験しておいたほうがよい他科のことを学びます），選択1ターム（私は核医学を選びました），退役軍人病院クリニック（Tripler Army Medical Centerといってホノルル空港に飛行機が近づくと山の斜面にピンク色の大きな建物があり，一目でわかります）1ターム，救急1ターム，休み1ターム（4週間休暇が取れるとは驚きです）となっています．
　病棟のトレーニングは3つの病院，すなわちクアキニ病院・セイントフランシス病院（St. Francis Medical Center）・クイーンズ病院（Queen's Medical Center）で行われました．3つともそれぞれ異なる特徴と患者層を有しています．
　クアキニ病院は，約200床で，患者は高齢者のアジア人が多いです．セイントフランシス病院は透析センターがあり，移植も行っているため，患者はもともと腎不全であったり，移植後で免疫抑制剤を服用中であったりと，極めて重症な人が多いです．例えば，糖尿病で冠動脈バイパス手術を過去に2回受けた腎不全の患者が，糖尿病性足壊疽からの敗血症性ショ

図2　ハワイ大学内科研修3年間のスケジュール

1年目（通常インターンと呼ばれる）	
6ターム	入院（クアキニ病院，クイーンズ病院，セイントフランシス病院を2タームずつ）4日に1回のon call
2ターム	クイーンエンマクリニックでの外来．かかりつけ継続外来，walk inというミニ救急外来，EBMのトレーニング，専門外来（皮膚科，リウマチ科，循環器内科，消化器科，呼吸器科，精神科，感染症科など）
1ターム	ambulatory special（整形外科，耳鼻科，眼科，精神科，性病科，産婦人科の外来）
1ターム	選択（私の場合 nuclear medicine）
1ターム	VA（退役軍人病院クリニックの外来）
1ターム	救急外来
1ターム	休み
2年目	
6ターム	入院（4日に1回当直）
2ターム	ICU（3-4日に1回の当直）
1ターム	クイーンエンマクリニックでの外来
2ターム	選択（皮膚科，ICU）
1ターム	老年科
1ターム	休み
3年目	
5ターム	入院（4日に1回当直）
1ターム	腫瘍内科・血液内科（退役軍人病院クリニック）
1ターム	内科ICU2週間プラス脳神経系ICU2週間
1ターム	VAの外来
1ターム	クイーンエンマクリニックでの外来
3ターム	選択（感染症科，バンデビルト大学循環器科，アレルギー科）
1ターム	休み

1ターム＝4週間，1年間＝13ターム

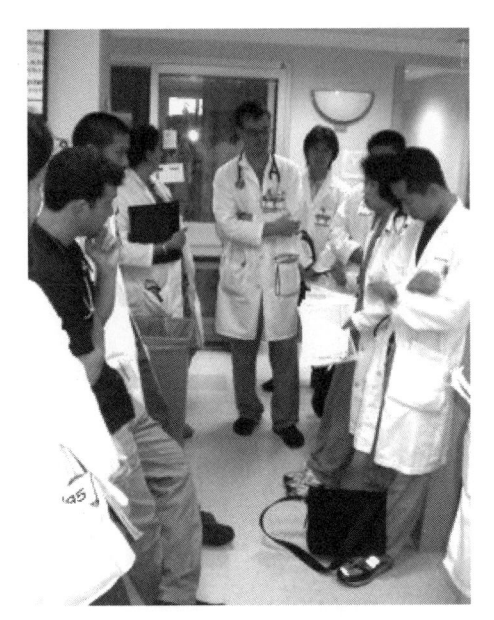

▲クアキニ病院のICU roundの風景

ックと心筋梗塞をおこし，ICUに入院していました．
　クアキニ病院とセイントフランシス病院では，一般病棟とICUを両方ともカバーしなくてはならず，レジデントにとっては結構大変です．クイーンズ病院は450床あり，ハワイで最大のERがある救急病院です．Trauma centerもあり，外科には外傷患者も多いです．

新患患者の上限
　一般内科病棟のトレーニングは4日おきに当直を行い，インターンは最高1日5人の入院患者を診察し，合計12人までを主治医として治療します．このようにレジデントがオーバーワークにならないようACGME（Accreditation Council for Graduate Medical Education；レジデントプログラムが決まった条件を満たした研修システムを運営しているかどうかを監視している機構，卒後医学研修認定委員会）で患者の数の上限が決ま

図3

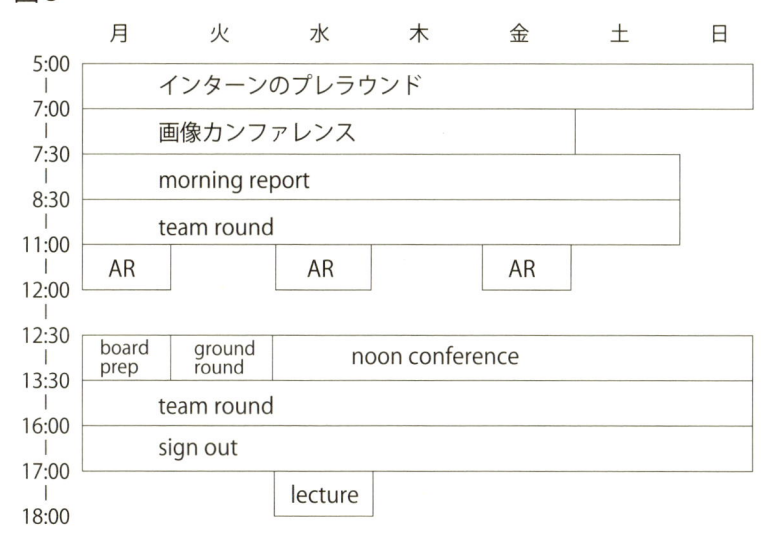

	月	火	水	木	金	土	日
5:00 – 7:00	インターンのプレラウンド						
7:00 – 7:30	画像カンファレンス						
7:30 – 8:30	morning report						
8:30 – 11:00	team round						
11:00 – 12:00	AR		AR		AR		
12:30 – 13:30	board prep	ground round	noon conference			
13:30 – 16:00	team round						
16:00 – 17:00	sign out						
17:00 – 18:00			lecture				

AR: attending round, 1症例を指導医にプレゼンテーションして教育を受ける.
board prep: 内科専門医試験勉強会
ground round: さまざまな大学の医師による最新トピックの講義
noon conference: ケースカンファレンス＋レジデントによる教育的講義
sign out: 全受け持ち患者に関し簡単にワープロにてサマリーを書き当直医にプレゼンテーションして帰宅.
毎週水曜日の夕方の講義：内科のさまざまな分野に関する講義．出席率70％以上は最低必要.

っています．ただし，上級レジデントになると，これ以上患者を受けることが多々あります．

　一方で，内科専門医になるためには1年間で最低210人の新患を入院させなければならないという基準が設けられてもいます．日本で外来数の多い研修病院はこれくらいの人数を1年間で診るかもしれませんが，米国では6カ月でこの数を診ることになります．これらは心カテテル目的などクリティカルパスに対応するような患者は一切なく，ほぼすべて救急外来か，その他の外来からの緊急入院で，基本的には重症な人が多いです．私も1カ月で50人近くもの新入院患者を受けた月がありました．

　教育面では図3に書きましたように，非常に多くの講義を受け，また私

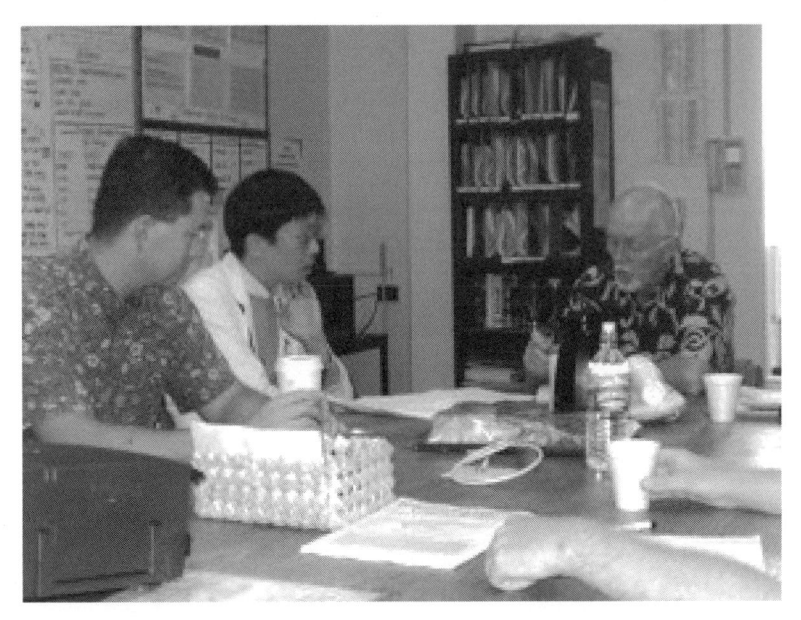

▲モーニングレポートで前日の新患をプレゼンテーションしている著者

自身も講義をしなければなりませんでした．週に3日の指導医による教育回診（彼らは教育のためにのみ回診にくる），週に1回の内科専門医試験勉強会と内科講義，毎朝毎昼のカンファレンスでのプレゼンテーションや講義といった具合です．

　2年目，3年目の上級レジデントになると，集中治療専門のローテーションがあります．この期間は3日に1回の当直があり，入院患者数の上限はありません．多臓器不全や人工呼吸器を使用するような患者を診るトレーニングとなります．また病院内での急変時（いわゆるコードブルーやコード500などと呼ばれています）の対処も義務付けられ，非常に忙しいローテーションになります．

かかりつけ医を意識した外来トレーニング

　ハワイ大学は，外来教育にも力を入れていることが特徴のプログラムで

す．外来におけるトレーニングは，図2のごとくクイーンエンマクリニックや退役軍人病院クリニック（いわゆるVAと呼ばれています）などがありますが，別に週1回午後，継続的に患者の主治医として治療するクリニックもあり，これは3年間を通して続けます．いわゆる担当の患者の"継続医療"を行うトレーニングを受けるわけです．

ここでも問診，診察，指導医へのプレゼンテーション，カルテ記載と，他のローテーションと同じようなトレーニングを受けます．糖尿病や高血圧，喘息などの慢性疾患の管理，かかりつけ患者の健康診断（エビデンスに基づく予防医学，例えばワクチン接種や骨粗しょう症），ハイリスク患者に対するがん予防（同じくエビデンスに基づくがん検診，つまり乳がん検診，子宮がん検診，大腸がん検診）などを3年間とおして学びます．終末医療につき，話し合う機会も持ちます．米国では子宮がん検診のpap smear，乳房診察やマンモグラムのオーダはかかりつけ医の役割です．

クイーンエンマクリニックの外来のローテーション中は，毎日，専門外来（内科のsubspecialtyのクリニック，あるいは皮膚科，眼科，精神科などの専門外来），内科継続医療外来（クイーンエンマクリニックをかかりつけにしている患者の継続治療），walk in clinic（予約外で来る患者を診る，ミニ救急のようなところ）などでトレーニングを受けます．

また，コンサルテーション・メデシンとしてコンサルトの仕方，受け方，コンサルト医の役割，返事の書き方，コンサルト医の患者のかかわり方，周術期の内科医の役割などのトレーニングもあります．

退役軍人病院クリニックでは退役軍人やその家族を診察します．ベトナム戦争などに従事した患者の診療では，問診表に"agent orange（枯葉剤）に暴露されたか？"といった質問項目があり，そのことによりケアする範囲の広さを学びます．

このように，外来研修においては色々なトレーニングを受けることができるというのをわかっていただけたかと思います．私自身，9年間日本でかかりつけ外来，循環器の専門外来などを行っていましたが，米国で初めて外来のやり方を系統立って教わったと実感しています．

なぜ米国レジデントはこのような多くのことをこなせるのか？

　このようなトレーニングを受けることが可能な理由は，レジデントの能力面でいうと，学生時代にかなり厳しく色々なトレーニングを受け，十分に能力を蓄えたうえでレジデントになっているということがまず考えられます．1年次からEBM（evidence based medicine）を学び，自分が学んだことを学生同士はもちろん上下間で，しかも下から上つまり学生やレジデントが時に上級レジデントや指導医を教えさえすることの重要性を教育されています．上の立場の者も下から教えられることを何ら恥ずかしいと思っていませんし，彼らにとってはいかに効率よく知識を身につけるかが大事なのです．

　ついで，教育を行うという点からいえば，マンパワーが充実していること，経済的にも恵まれているのは言うまでもありません．日本の大学病院の指導医のようにアルバイトに行くなどということはありませんから，教育に十分な時間を割くことができます．また，日本のように一方通行的な教育が行われるのではなく，学生やレジデントからの評価を得ることで，教育の質が保たれるだけでなく，教育を行う者の能力や努力が正しく評価されることにもなります．他方，CME（continuous medical education; 生涯教育）が大切とされ，指導医が教育を受ける機会も多々設けられています．

　では，患者はどうかといえば，私の経験だけの話になりますが，レジデント教育にとても協力的だと感じました（私のような英語もうまく話せない外国人医師に対しても，敬意をもって接してくれたように記憶しています）．とくにクイーンエンマクリニックのレジデントクリニックは，ホームレスや保険のない人でも治療を受けられるということもあってか，レジデントや学生に対する彼らの態度はたいへん好意的に感じました．

日本の医学教育の将来に向けて

日本の研修医教育，内科教育

　ご存じのとおり，卒業後最初の2年間はスーパーローテーションとなります．神戸大学病院での2006年度の典型的な研修医の2年間の例をあげますと，内科系6カ月（例：総合診療部3カ月プラス循環器・呼吸器3カ月），外科系（一般外科）3カ月，救急部3カ月，産婦人科2カ月，小児科2カ月，地域医療1カ月，精神神経科1カ月，選択6カ月です．主に入院患者のトレーニングです．内科のトレーニングは最長でも1年間です．

　入院の数は，われわれ総合診療部ですと3カ月間で15～20人の新患── ほとんどが緊急入院 ──を受け，入院期間は約平均3週間です．研修医はいつも忙しく，カンファレンスに出る暇をつくるのも大変のようです（これは米国でも同じですが）．

　プレゼンテーションは正直あまりうまくありません．しかし，ローテーション期間を通じて，病歴や身体所見をとり，プロブレムリストをあげ，アセスメント・プランをたて，カルテを記載し，モーニングレポートでプレゼンテーションを繰り返し行うため，3カ月のローテーション終了時にはようやく形になってきます．

　なぜ，このように少ない人数しか患者を診ることができないのでしょうか．ひとつは，研修医の問題として，病歴をとり，診察し，アセスメントするのは，レジデントになってほとんど初めて行うことであり，かなりの時間がかかること，つまり多くの患者を診察する能力を学生の間にトレーニングされていないのです．

　教育する側からいえば，やはりあまりにマンパワーが少なく，教育に時間を割けないということです．私どもの総合診療部は外来，病棟にて教育を行っていますが，指導医は教授，准教，3人の助教，2人の医員です．片やハワイ大学内科には，レジデントの教育に携わる指導医が約350人

ほどいます．

　病院のシステム上の問題点を挙げれば，雑用が多すぎるということです．大学病院や市中病院においては，一般病棟での朝の採血は（前日の決まった時間までに頼んでおけば）月曜から金曜日は看護師が行いますが，それ以外は医師が行わなければならないのが普通です（月曜日から金曜日の午後3時までに翌日の指示を出すことがルールでありそれを過ぎると"指示遅れ"といわれ医師が行わなければならない．月曜日のことは金曜日の午後3時までに指示をしなくてはならない）．検査・処置のための患者の迎えも時に医師が行い，中心静脈からの静脈注射は医師自ら行わなければなりません．そのうえ緊急入院があると，医師の仕事はさらに増え，採血や輸血，患者の搬送，ポータブルレントゲン・心電図も行わなければなりません．

　こうしたことは，そもそも看護師の不足が原因ではありますが，看護師の側に立った見方をすれば，それは看護師が行わなくてもいい役割――とくに看護師免許を必要としないような仕事――を看護師が引き受けなければならないために起こっている事態とも言えるわけです（米国では一般病棟で4～5人の患者に1人，ICUでは1～2人に2人，看護師が24時間配置されていました）．

　ハワイ大学では指示遅れといった制度もありませんし，採血は採血技師，血液ガスは呼吸療法士，レントゲンはレントゲン技師，挿管は麻酔科看護師，挿管チューブの抜管は呼吸療法士，点滴ルートの確保は静脈看護師が行うというように，すべて医師以外の者が24時間態勢で行っています．そうでなければ6カ月間で最低210人の入院患者を診ることは不可能です．

　実はもう1つ，問題があります．米国では一般内科専門医になるためにはACGMEに認可されているプログラムで一般内科3年間のトレーニングが必要です．循環器の専門医になるには，その後3年間の循環器内科トレーニングが必要です．心カテーテルの専門医になるには，やはりその後2年間の心カテーテルのプログラムでトレーニングを必要とします．

　しかし，日本では2年間のスーパーローテーションを終えると，一般内

科の研修なしに，直接，循環器や消化器，内視鏡といった専門（医）トレーニングに入ることが可能です．実際，一般内科（すなわち総合診療）の知名度が日本ではいまだ低く，内科系を専攻するにしても，スーパーローテーション後は専門科に入るケースが多いように思います．

どの専門科に行っても，内科の幅広い知識のもと，全人的に患者を診て，色々な専門科と連携をとり，コミュニケーションをはかる能力は必要で，専門科に行く前に一般内科のローテーションで経験を深めることをお勧めします．

神戸大学総合診療部の試み

米国に留学する前は，自分では"一般内科"の能力は高い，と考えていました．しかし，実際に米国で研修を受けると，知らないこと，身についていないことが多くあることがわかりました．日本の内科教育は未熟であると思い知らされました．私自身もともと専門にしていた循環器ではなく，総合診療部に入ることにしたのは，そうした思いでいた頃に，神戸大総合診療部の秋田穂束教授の誘いがあったからです．

日本では優秀な学生の多くが卒業後，大学病院以外に流れていると感じます．大学病院での卒後研修はあまりよくないという意見も聞きます．しかし，少なくとも学生は大学において教育を受けますし，やはり多くの医学部卒業生が大学で研修を受けます（ある調査によると46.5％は大学病院で研修を受けているようです）．大学病院での学生・卒後研修教育を充実させると，多くの医師に影響を与えることができるはずです．

では，どうすれば日本の医学教育ひいては医療を改善できるのでしょうか．医師として，また指導医としての立場から私の考えを申し上げますと，まず学生への教育をもっと充実させることです．そのためには教育に係わる人員を増やし，指導医にも勉強できる時間を持たせ，常にレベルアップを求めたいと思います．そのうえで学生や研修医に対しては，患者を診る機会を増やすこと，プレゼンテーションの機会を増やすこと，入院患者だけでなく外来にも多くの時間を割けるシステムを構築することが大切です．

継続医療外来，検診，専門外来，専門家のコンサルト教育，救急外来など，すべてが必要ですが，日本では救急外来研修の必要性ばかりが強調されている傾向があります．その他はまだまだ遅れていると思います．また，学生や研修医が互いに教え合って，その中で成長するというそのことの重要性を伝えるには，今の体制は不十分にすぎます．そのあたりのことも，考えていかなければならないでしょう．

clinician-educator など外部医師の招聘

2006年春，研修医・学生教育を行うための病棟として教育病床（一般内科）をスタートさせました．この病棟では，事務員の数も増やし，以前は医師・看護師が担当していた雑用の多くを事務の方にしてもらっています．その分，医師は教育・診療に少しでも時間を割けられるように改善されつつあります．

研修医，内科専攻医に対する指導面では，毎朝のモーニングレポート，週に2～3回の総合診療部指導医・内科専攻医による内科に関する講義を行っています．指導医による研修医・内科専攻医のラウンドは毎日です．

さらにまた，米国からはclinician-educatorを，国内からは米国でのレジデンシーを修了した，教育現場で活躍中の医師をそれぞれ招聘しています．教育病床での研修医や学生への指導だけでなく，指導医もその指導法を学ぶ機会を作っています．ハワイ大学で毎年開かれているOffice of Medical Educationセミナーへの参加は，指導医教育の一貫として行われていることも付け加えておきたいと思います．

ハワイ大学内科のSoll先生，ピッツバーグ家庭医学科のMackett先生，Blandino先生，亀田総合病院リウマチ内科の岸本暢将先生，感染症・総合診療部の岩田健太郎先生らの指導のおかげもあり，私どもの学生や研修医は診療能力のみならず，人に教える能力が次第に高くなってきています．最近では，他大学の学生の見学や他国の医学部学生のローテーションも増えつつあります．

【留学先の情報】
Erlaine F Bello, MD
Program director
Internal Medicine Residency Program
University of Hawaii
1356 Lusitana St 7th Fl
Honolulu, HI 96813
URL ● http://www.hawaiiresidency.org/medicinel

＊　　＊　　＊

　日本の医学教育は最近どんどん良くなってきています．特に大学・大学病院の教育に対する意識改革はめざましいと感じています．しかし，米国のそれと比べると，かなり遅れているとも感じます．まだまだ多くの課題が残っており，日本が米国のような医療および教育レベルに到達するには多くの時間を必要とすると考えます．
　ですから，自分のレベルアップ，日本の医療のレベルアップ，医学教育のレベルアップのために，多くの人に米国臨床留学にチャレンジしていただき，日本の医学の発展に貢献してほしいと思います．

　　付記　先日，米国サンディエゴにて米国内科学会（3日間）が開催され，参加しました．2日間の内科集中治療のpre-courseも同時に受講しました．Pre-courseでは18の集中治療のトピックにつき，講義を受けました（3日間のあいだ約180もの講義が行われていました）．
　　どれも実際の現場ですぐに役立つ内容を，その道の臨床エキスパートによりエビデンスに基づいた講義がなされます．大雑把な項目（たとえば心不全治療など）から，細かい項目（80歳以上の高齢者の循環器疾患の診療について，移植を受けた患者のかかりつけ医の役割など）に至るまで，さらには現場で多くの臨床医が直面する難題

(difficult patient, たとえば good rapport のとりにくい患者の診療の仕方, 説明できない症状を持つ患者のケアの仕方など) や講義を魅力的にする方法など実に幅広いトピックで講義が行われていました.

また, 多くのハンズ・オン・レクチャーもあります. たとえば, 身体所見のとり方のコーナーがあり, そこでは身体所見会社から派遣された, 訓練を受けた患者役の人がいて, 乳房の診察の仕方, 内診の仕方など, 彼らの身体を使いながら, 実際に診察の練習をさせてもらいました.

朝7時から夕方5時まで, 昼休みもなしで行われましたが, どのセッションも盛況で, 講義のあとは質問のための長蛇の列ができ, 臨床家たちが活発に議論していました. やはり学会でも米国の教育は非常に進んでいると感じました. ぜひ参加することをお勧めします.

chapter 9

臨床留学とMPH
~将来を見据えての
MPHの取得~

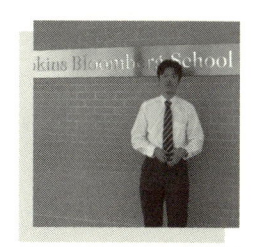

ヴァーモント大学
循環器科
鈴木健樹

July 2002-June 2005
Resident
Department of Medicine
St. Luke's-Roosevelt Hospital Center
Columbia University

July 2005-Present
Cardiology Fellow
Department of Medicine
University of Vermont

June 2005-May 2007
Student
Johns Hopkins University
Bloomberg School of Public Health

❖要旨❖

　現在，循環器科フェローであるが，米国へ来た当初の目的は，米国にて一般内科研修を受けることであった．内科研修修了後，ジョンズ・ホプキンス大学公衆衛生大学院にてパートタイムで公衆衛生修士（Master of Public Health；MPH）を取得した．ニューヨークでの内科研修，およびその後のMPH取得の経験を述べる．より多くの後輩たちが米国での内科研修，およびMPHに興味を持ってくだされば望外の喜びである．

恵まれた環境にあったニューヨークでの内科研修

　私は，東京海上日動メディカルサービス "N Program"[*] を通してニューヨーク，マンハッタンにあるコロンビア大学セントルークス・ルーズベルト病院（St. Luke's-Roosevelt Hospital Center）にて内科研修を行った．アッパーウエストサイドにあるセントルークス病院（St. Luke's Hospital）とミッドタウンにあるルーズベルト病院（Roosevelt Hospital）という2つの異なる性格を持った病院で内科研修医として働いた．
　以前の『アメリカ・カナダ医学留学へのパスポート vol.2』などでもニューヨークで内科研修をされた方が執筆されているので，ここでは，私が感じたことを簡潔に述べるに留めておく．

　[*] http://www.tokio-mednet.co.jp/nprogram/

　私が経験した「内科研修」に対して感じたことは以下の通り．
- 豊富かつバラエティに富んだ症例
- on と off の区別
- スタッフの豊富さ

豊富かつバラエティに富んだ症例

　米国での研修と聞くと，最初に思い浮かぶのは，「レクチャーなどの教育が充実している」ことであろう．レクチャーも知識の整理という面では重要であるが，私がセントルークス・ルーズベルト病院で経験したのは，実際に患者を診ることにより，学ぶことの大切さであったと思う．
　例えば，"chest pain" といえば，心臓系の疾患をはじめとして，消化器系，呼吸器系，筋骨格器系の疾患などが考えられ，患者のリスク評価が非常に大事であることに気づく．Chest pain を主訴に来院する患者は本当に多く，何回も同じ主訴（胸痛）の患者を診ていくにつれて，徐々に重要なポイント（たとえば，既往歴，胸痛の性状など）がわかってきた．

また，バラエティに富んだ症例を経験するという意味では，ニューヨークは非常に恵まれた環境にあった．HIV/AIDS や輸入感染症（アフリカに行って，マラリアになった患者など）も診る機会があり，勉強になった．特に，HIV/AIDS に関しては，全米の他の地域と比べても，多くの患者を診る機会があったのではないだろうか．他の地域でレジデンシーをした現在の同僚とも話していて，そのような印象を持った．そのうえ患者の入退院の回転が早いので，患者に何が起こっているかを常に把握しておく必要がある．

　研修中の具体的なローテーションとしては、セントルークス・ルーズベルト病院では、1 ブロック 4 週間で病棟（HIV/AIDS, general medicine, cardiology, renal, geriatrics 等），外来、コンサルト（ID, renal, pulmonary, GI 等）を回った．病棟では入院患者のケアを学び，外来では一般内科外来を学び，コンサルトではそれぞれの専門科チームでコンサルトを受け，専門科チームとしての "recommendation" を，患者を担当しているチームに返す役割をした．

コラム 1：「チーム」

　日本でも同様のシステムをとっている所はあると思うが，米国ではチームで患者を診るシステムとなっている．チームは通常，医学生（medical student），インターン（intern），レジデント（resident），指導医（attending）から成る．

　インターンとレジデントが主に患者のケアに携わる．インターンはいわゆる「前線」で患者の状況を最も把握し，レジデントはインターンと働きつつ，患者のケアのポイントがしっかりと押さえられていることを確認すると同時に，インターンへの教育も求められる．

　医学生は実際に 1 人から数人の患者を割り当てられ，その患者を担当するのはもちろん，患者についてのプレゼンテーションをしたり，ラウンド（回診）で 5 分くらい疾患についてのプレゼンテーションを行う．チームの一員として機能している．

コラム2：Medical Spanish（医学スペイン語）

　ニューヨークという土地柄でもう1つためになった／苦労したのが，スペイン語である．英語だけでも苦労してきた私であるが，ニューヨークにはスペイン語を話す人たちが多く住んでおり，スペイン語でのコミュニケーションも学ぶ必要があった．

　患者がスペイン語，英語ともに話してくれる場合は問題はないし，私の拙いスペイン語上達を助けてくれる優しい患者も多く，何とかなったが，スペイン語しか話さない患者とコミュニケーションを取るのは大変であった．そのようなときには，病院の通訳（非常に忙しい）に連絡を取るか，病院のスタッフでスペイン語を話せる人に通訳をお願いするしかなかった．医学スペイン語は西海岸，またはニューヨークのようなところで研修をする場合には勉強しておいてもよいかもしれない．

onとoffの区別

　レジデントとして働いていると，onとoffの区別があることは非常にありがたいと実感した．Onとoffの区別があるということは，offの時はポケベルを携帯する必要がないし，呼ばれることもないということである．Offの時にはニューヨークであれば，おいしいレストランに行って食事をすることもできるし，リンカーンセンターやカーネギーホールに一流のコンサートを聴きに行くこともできる．

　このように一定の期間リフレッシュできる時間があるというのは精神衛生上よいのみならず，仕事の効率をあげるものでもあると個人的には思っている．

　米国での研修は，1週間の労働時間が制限されている（80時間以内）．また，ナイトフロート（night float）という，夜勤のローテーションもあり，その期間は夜に働き始め，朝にそれぞれのレジデントに申し送り（sign-out）をすることになっている．

　週80時間の労働制限は，レジデントの生活を守るという意味において

たいへん有効である．ただし，それにより申し送りが粗雑になったりする可能性もあると思うが，これはシステムの改善により改められるとも思う．

　私が日本で働いていた時には，主治医制が敷かれ，自分の患者は24時間，週7日いつでも自分の患者であった．この制度は患者にとっては，いつでも自分の担当医がいるので安心であるかもしれない．他方で，研修医にはリフレッシュできる時間がなく，burnout syndrome（燃え尽き症候群）の可能性も増えるではないかと思う．

豊富なスタッフ

　これは，もしかしたら研修プログラムのあるような病院のみの事情かもしれないが，私がレジデンシーをした病院では医師，看護師を含め，患者1人当たりに対して，より多くのスタッフが関与していると感じた．医師の分野においても，チームで患者のケアをするが，何か専門科の意見を聞きたいときには専門科にコンサルトすることができたし，患者の退院がうまく行くようにアレンジするソーシャルワーカーも各病棟に最低1人はいた．多くの医療業種（呼吸療法士，理学療法士，作業療法士）も必要に応じて患者のケアに参画していた．

日本にいたのではできない経験をする

　以上のように，私の実体験をもとにレジデンシーに関して述べさせていただいた．言葉も文化も違う国でレジデンシーをする困難，苦労もあるが，私は，レジデンシーをニューヨークですることにより，日本にいたのでは経験できないことを多々経験できた．おそらくもう一度卒業後の進路を最初からやり直すことがあったとしても，ある時点で米国での内科研修を望むのでは，と思う．

　現在，日本では卒後初期研修の必修化を始めとして，医学教育の分野において様々な変革が起きていると聞く．以前より多くの施設で，かつてより良い内科研修を受けることができるかもしれない．

　私からの，米国での内科レジデンシーに興味のある医学生，諸先生方へ

のアドバイスとしては,「実際に米国の研修を見学または経験してみる」ということに尽きる．それにより，レジデンシーの実際を垣間見ることができるし，その経験は自分にとってプラスとなるものかどうかを考えるきっかけとなるにちがいない．どのような道筋を辿るにせよ，皆が自分の目指す医師像へ近づけることを祈っている．

EBMと，MPHの取得

次に，私がレジデンシーを修了してから経験した公衆衛生修士（MPH）取得の経験を述べる．MPHと言うと，疫学や生物統計を思い浮かべる人が多いと思う．MPHのフィールドは非常に広く，疫学（epidemiology）や生物統計（biostatistics）は当然のこと，環境医学（environmental health），社会学（sociology），健康政策（health policy）もMPHのフィールドの一部である．

どうしてMPHを取得しようと考えたか
MPHを取得することは，以前から考えてはいたものの，最後の一歩を踏み出せないでいた．ご存じのように，現在の臨床医学においてはevidence-based medicine（EBM）は非常に重要である．研修中にEBMをより深く学ぶ機会があるのではと，期待して米国に来たものの，レジデンシーを通してジャーナルクラブ等もあるにはあったが，期待していたほどではなかった（おそらく，私の期待が大きすぎたと思う）．

ならば，自分で勉強すればよい，という選択肢もあったと思うが，日常業務をこなし，ニューヨークで生活していると，月日が経つのは早いものである．EBMをはじめとした分野の勉強に，満足の行く時間を取ることができないでいた．それでも，いつかEBMに必要な疫学，生物統計をしっかりと学びたい，そして「健康」を一医師の立場からだけではなく，より大きな視点で見てみたい，という思いが心の中にくすぶっていた．

そんな私にとってMPHへの最後の一押しとなったのが，2004年12月

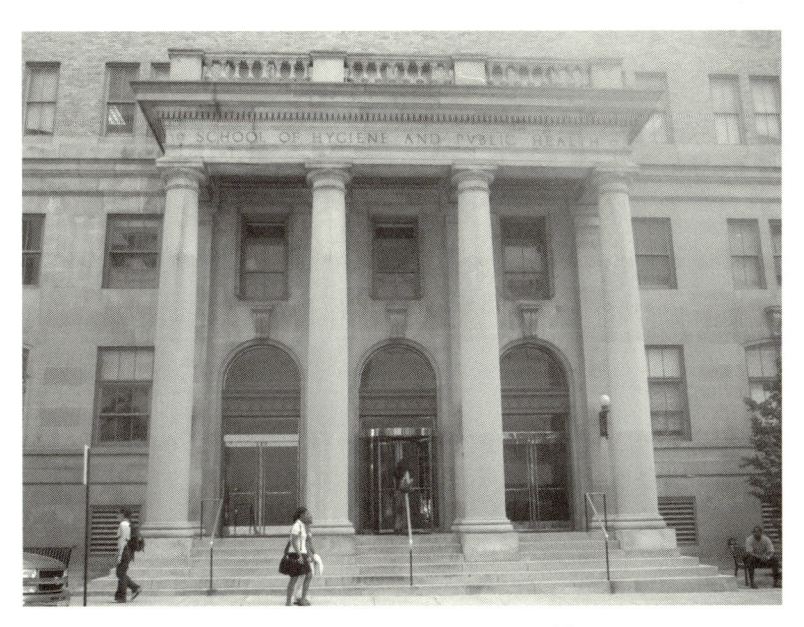

▲ Johns Hopkins University Bloomberg School of Public Health の建物

暮れのインドネシア沖地震であった．私がそのニュースを知ったのは，病棟での仕事を終え，レジデントラウンジに戻ったときだった．大きな衝撃を受けた．

　なぜインドネシア沖の地震が，それほど私にとってショックであったか？　自分の国が属する地域であるアジアで起こった災害に，直接的に何もできることがなかったからである．その頃は，患者のケアを学び，医師としての成長を自分でも実感しているところであった．治療を行った患者が軽快し，退院していく姿を見るのは非常に刺激的で，やりがいを感じさせるものであった．しかし多くの命が一瞬にして奪われた津波には，私ができることなど何も思いつかなかった．テレビで繰り返し流れる映像に，ますます自分の無力さを思い知るばかりだった．

　患者のケアにとどまらず，より大きな視点から物事を見られるようになりたい，多くの人の健康に寄与したいという思いが日ごとに大きくなった．

こうして公衆衛生修士（MPH）のコースの門をたたくことになった．

MPH コースへ応募

このとき（2004年12月暮れ）すでに，翌年（2005年）の7月よりヴァーモント大学（University of Vermont）で循環器科フェローのトレーニングの一環としてリサーチをする予定となっていた私は，できればリサーチ期間の時に併行してMPHを取得できないかと思い，パートタイムのMPHに絞って応募しようと考えた．

多くのところに応募する余裕もなかったので，ジョンズ・ホプキンス大学ブルームバーグ公衆衛生大学院（Johns Hopkins University Bloomberg School of Public Health）にのみ，応募することとした．もし入学を許可されなければ，またいつか応募すればよいし，という楽な気持ちでの応募だった．

ジョンズ・ホプキンス大学には，パートタイムのMPHコースがあり，インターネットを通じて受けられる授業も多数用意されているとの話であった．ジョンズ・ホプキンス大学でMPHを実際に取ったNプログラムの先輩にアドバイスをもらったりもした．

もし，MPHに興味がある方がいらしたら，MPHを実際に取った方の体験を聞いてみるといい．私には，先達の体験が最も参考になった．いずれにしろ，余裕をもって準備されることをお勧めする．

米国で最も古い公衆衛生大学院

ジョンズ・ホプキンス大学の公衆衛生大学院はメリーランド州ボルチモアにある．学校の歴史は，米国の公衆衛生の学校の中で最も古く，1916年の創立．また，公衆衛生の学校の中では世界で一番大規模な大学でもある．国際色も豊かで，83の国から学生を受け入れ，90カ国で研究活動を展開している．

公衆衛生の分野で様々な仕事がこの大学から発信されている．例えば，臨床医学研究で用いられるKaplan-Meier curve，天然痘のワクチン，

ビタミンA欠乏による失明の予防，等々．"Protecting Health, Saving Lives ── Millions at a Time"が学校のスローガン．大学に関する情報は，http://www.jhsph.edu/ で入手することができる．

　余談だが，ブルームバーグ公衆衛生大学院のブルームバーグはニューヨーク市長のマイケル・ブルームバーグ（Michael Bloomberg）に由来しているとのこと．彼の肖像画は大学の中にも飾られていた．

MPH コースについて

幅広いコース

　ジョンズ・ホプキンス大学の MPH プログラムには，2つのパスウェイがある．フルタイムとパートタイムである．フルタイムは1年で MPH のコースを網羅するものであり，もう一方のパートタイムは働きながら MPH を取得するパスウェイである．MPH 取得には，フルタイム，パートタイムともに 80 単位必要だが，パートタイムの場合，そのうちの 20%は実際にボルチモアに行って通常の授業を受けなければならない．

　私も2年間で6週間ボルチモア，ワシントン DC に授業を受けに行った．授業の中には，インターネットを通じてのコースもあり，これはフルタイムでもパートタイムでも履修することができる．インターネットを通じての授業ということで，最初はかなり心配したが，それは杞憂にすぎなかった．

　"Livetalk"という実際に学生と先生がインターネット上に集まって様々な問題を話し合うセクションが定期的に開かれ，それに参加することにより，より深い履修科目の理解が得られた．疑問点があれば，直接講師に尋ねることもできたし，掲示板（BBS）を通じて学生同士でもディスカッションできた．思った以上に洗練されているコースだと実感した．

MPH プログラムの授業の実際

　ジョンズ・ホプキンス大学ではフルタイム，パートタイムにかかわらず，

表

必修コース
・environmental health（環境医学）
・principles of epidemiology or quantitative methods in public health（疫学）
・problem solving in public health（公衆衛生の分野での問題解決の方法）
・MPH individualized goals analysis（自分がどのようなことをやるためにMPHプログラムをしているか分析．入学してすぐ提出）
・MPH capstone project（卒論．リサーチまたはプロポーザルをペーパーにまとめ，口頭発表も）
必須コース：以下の分野から授業を取ることが必須
・biostatistics（生物統計）
・public health biology（生物学）
・management sciences（実際の公衆衛生の実践）
・social & behavioral sciences（社会学）
推奨コース：必修ではないが，取ることが推奨されているコース
・history of public health（公衆衛生の歴史）

80単位を取得することが卒業の条件であった．それに加えて，いわゆる卒論に該当する"capstone project"を発表し，ペーパーを提出するよう求められていた．授業に関しては，コア・カリキュラム（"MPH core curriculum"）があり，それぞれの分野でいわゆる必修の科目があった．どのような分野の授業を受講したか，表にまとめておく．

フェローシップとの両立

　パートタイムのMPHコースは，3年以内にすべての単位を取得すること，必修科目の履修以外には卒業の条件がなく，自分のペースに合わせて授業を消化していけた．

　私はフェローシップの研究期間（2年間）にMPHを取得するのを目標

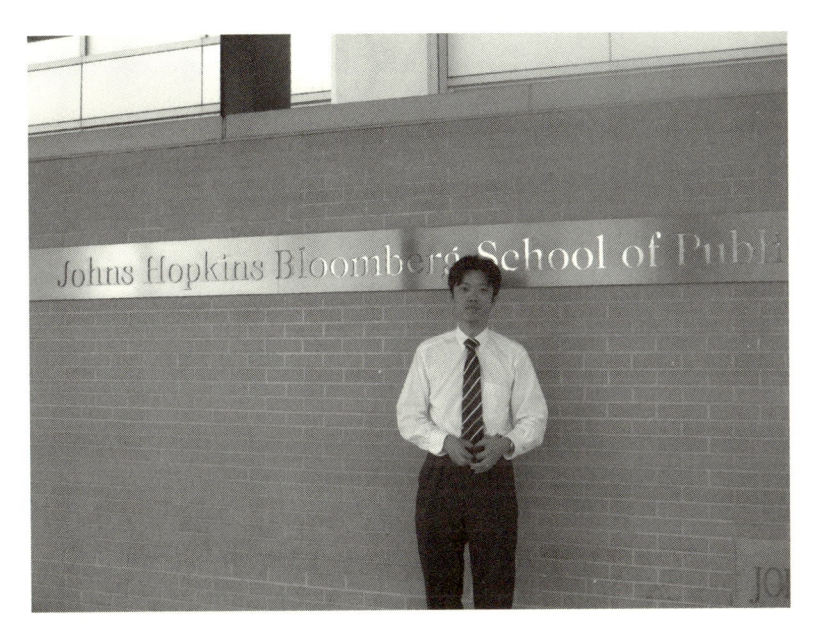

▲卒業式当日に大学の表札の前で，筆者

に授業を取っていくことにした．夏，冬にボルチモアで授業を受ける以外に，通常の学期（夏学期、1～4学期）では，学期ごとに6から10単位を取った．これらの単位を取得するために、平日は夜仕事が終わってから授業を聞き、週末は授業の進み具合によって授業や課題を消化した．授業によるが，週平均10から20時間をそのために費やしていたと記憶している．

世界各国からのクラスメート
　実際にボルチモアで授業を取ったり，インターネットを通じて授業を取ってみて感じるのは，世界各地から学生が来ているという事実であった．もちろん，大学が米国にあるので米国の人が多いのは当然であるが，カナダ，香港，タイ，パキスタン，インド，スイス，ペルー，ブラジル，ケニアなどからの学生とも出会った．世界各国の医療事情について聞けたのは

非常に興味深いものであった．

　前述の"Livetalk"では，同じ時間に世界各地から学生が授業に参加することになり，「教室が世界に広がっている！」ことを実感した．これはインターネットが発達した今だからなせることだろう．

アドバイザーの役割

　MPHプログラムでは，学生1人に「ファカルティーアドバイザー」が1人ついた．この「ファカルティーアドバイザー」は学生がしっかりとMPHを取得できるように，どのような授業を取ったらいいか，また，卒論のプロジェクトの相談に乗るのが役割であった．

　私のアドバイザーはDr. Joe Coreshという先生で，普段は電子メールを通して連絡を取りつつ，ボルチモアへ行ったときには直接会って現状を話しアドバイスをもらったりした．私は，循環器系の臨床研究に興味があったので，そのようなプロジェクトをしたいと相談したところ，ヴァーモントにいるJoeの知り合いのファカルティを紹介してもらえ，ヴァーモントで循環器系の臨床研究を進めることができた．

　また，授業の取り方でもアドバイスをもらった．例えば，"observational epidemiology"という授業があり，この授業はobservational study（臨床研究の一種類）をする際には欠かせない授業である．最初，私はこの授業ではなく，必修の科目を1年目にとって，この授業を2年目に取ろうと思っていたのだが，「これはあなたのリサーチ分野にも必要なものだから，1年目に取ったほうがよい」とアドバイスを受けた．このような細かい部分に至るまでアドバイスをもらえるとは思ってもみなかったので驚くとともに感動した．

　循環器疫学（cardiovascular epidemiology）の分野で卒論を行おうと考えていた私には，実際この授業は有効なものであった．MPHを修了した今となっては，MPH取得のサポートをしてくれたことと同時に，的を得たアドバイスをもらえたことに感謝している．

【留学先の情報】

Mark Capeless, MD
Program Director
Cardiology Unit, Department of Medicine
University of Vermont
Roberta Frohock
Coordinator, Cardiology
Fletcher Allen Health Care
McClure One
111 Colchester Avenue
Burlington, VT 05401
URL ● http://www.fahc.org/

Johns Hopkins University Bloomberg School of Public Health
615 N. Wolfe Street
Baltimore, MD 21205
URL ● http://www.jhsph.edu/

MPHを取得して－何ができるようになったか？－

　読者の中には，MPHを取得することにより，実際に何ができるようになったか興味を持たれる方も多くいるかと思う．ここで，MPH習得によりどんな成果があったかを考えてみたいと思う．

　現時点（MPH修了時点）において，MPHプログラムで学んだ疫学（epidemiology）や生物統計（biostatistics）の知識は臨床研究に役立っているということがまずひとつ言える．臨床研究の文献を読む際，また自ら臨床研究のデザインをする際に，疫学，生物統計の知識が大きな助けとなる．文献を読む際に文献をより批判的に読むことができるようになり，その論文の知見を自分の診療や診察にどの程度当てはめられるのかをより考えられるようになった．

　臨床研究においては，スタディのデザイン，解析，考察を一通りこなせ

るようになったと思っている．もちろん，これからの研鑽が必要なことは言うまでもないが….

　私の場合，実際にMPHの卒論として，循環器疫学というポピュレーションを用いてmetabolic syndrome（メタボリックシンドローム），炎症と心不全の関連について調べ，その結果をAHA（American Heart Association）の循環器疫学の学会で発表できた．

　MPHの長期的目標は，ジョンズ・ホプキンス大学のスローガンにもあるように，"Protecting Health, Saving Lives ── Millions at a Time"を実践することにあると私は考えている．私の場合は，心臓病の分野で何らかの形で，「人々の健康に寄与することができれば」と考えている．この長期的目標のために，MPHで学んだ様々な科目，視点が役に立つものと信じている．

＊　　＊　　＊

　前半では，私がニューヨークで経験した内科研修を通して私が感じたことを，後半ではMPH取得に関して述べさせていただいた．MPHに関しては，疫学，生物統計を学ぶこと，医療を公衆衛生的視点から見る経験をすることは医師としての懐を深くするものと思っている．

　ニューヨークで内科研修をするに当たってお世話になった，東京海上日動メディカルサービスの西元慶治先生をはじめとした，諸先生方に心から感謝申し上げたい．私の経験が少しでも皆様の参考になれば望外の幸せである．

【参考文献】
1) Takeki Suzuki, Ronit Katz, Nancy Swords Jenny, Neil A. Zakai, Martin M. LeWinter, Joshua I. Barzilay, Mary Cushman. University of Vermont, Burlington, VT, University of Washington, Seattle, WA, Brown University, Providence, RI, Emory University, Atlanta, GA. *Metabolic Syndrome, Inflammation, and the Incidence of Congestive Heart Failure in the*

Elderly: the Cardiovascular Health Study. Poster Presentation at 47th Annual Conference on Cardiovascular Disease Epidemiology and Prevention in association with the Council on Nutrition, Physical Activity, and Metabolism 2007

chapter 10

アカデミック ジェネラリスト へのパスポート
～複雑化する 超高齢化社会に挑む～

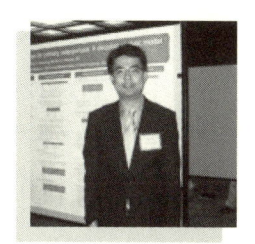

コーネル大学医学部内科教室一般内科講座
米国保健福祉省医療研究品質局

伊藤康太

July 2002-June 2005
Resident
Internal Medicine Residency Program
Beth Israel Medical Center
University of Hospital and Manhattan Campus
for the Albert Einstein College of Medicine
of Yeshiva University

July 2005-June 2006
Clinical Fellow
Harvard Geriatric Fellowship Program
Beth Israel Deaconess Medical Center
Harvard Medical School

July 2006-Present
Research Fellow
Health Service Research Fellowship Program
sponsored by AHRQ
Weill Cornell Medical College and Graduate
School of Medical Sciences of Cornell University

❖要旨❖

　日米を問わず一般内科医は今，重大な岐路に立っている．本稿では前半部において，過去30年にわたる米国のジェネラリズムの変遷を俯瞰し，"complexist" としてのジェネラリストのあるべき姿を提案した．さらに後半部では，筆者自身の老年病内科および一般内科フェローシップでの実体験に基づき，これからの日本のジェネラリズムが目指すべき方向性について考察を試みた．

君はどんな一般内科医を目指すのか？

　米国の一般内科医（general internist）は，未曾有のアイデンティティクライシスに直面しています．言うなれば，そのアイデンティティを確立する段階にすら至っていないのが，わが国の現状かもしれません．いずれにせよ今日ほど一般内科医のあり方が問われている日はなく，日米双方の一般内科医は重大な岐路に立っています．以上を踏まえ，米国における一般内科医の多様かつ広範な職務を以下の表の如く分類し，議論を進めたいと思います．

一般内科医の分類

実地医家	プライマリ・ケア医（primary care physician） ホスピタリスト（hospitalist）
大学医学部教員 （アカデミックジェネラリスト）	医師教育者（clinician-educator） 医師研究者（clinician-investigator）

　プライマリ・ケア医は地域の診療所で活躍する外来医を指し，かかりつけ医またはホームドクターのイメージに近いと思われます．対照的に病院に常駐し，入院患者の診療に専念する一般内科医はホスピタリストと呼ばれます．以上の二者の共通点は，実地医家としての顔です．
　一方，アカデミックジェネラリストと称される医師教育者と医師研究者は，臨床の場面ではプライマリ・ケア医またはホスピタリストとして機能しますが，それに加え，大学医学部のファカルティとして，それぞれジェネラリズムの教育・研究のイニシアティブをとります．なお，米国では一般内科医，一般小児科医（general pediatrician），家庭医（family practitioner）を一括して"ジェネラリスト"と総称しています．

矮小化したジェネラリズム

　一般内科，総合内科，総合診療，さらに最近になって総合科，と様々な用語が飛び交うわが国において，その根幹には「振り分け外来」「臓器別専門医への橋渡し役」という一致した認識があるように感じられます．つまりジェネラリズムをプライマリ・ケアと表裏一体として捉えているわけです．以降，本稿ではプライマリ・ケアを

- 予防医学的診療（preventive medicine）
- 外来において高頻度に遭遇する疾患（common diseases）に対する日常診療

と定義します．

　そもそもオスラー以降の旧き良き米国のジェネラリズムは，プライマリ・ケアの狭義へと括られるものではありませんでした．内科全域にわたる深い知識と鋭い洞察力を秘めた一般内科医は，臓器別専門医にとって絶大な尊敬と信頼の対象でした．臓器別専門医とて，研究領域で専門分化していようと，ひとたび臨床教育の場面に戻れば一般内科医としてのたしなみを保っていた時代です．僕の経験からは，そんなオールラウンドな内科医は1970年代前半にレジデンシーを修了した世代を最後に，ほぼ絶滅してしまったようにさえ感じられます．

　ここからは，米国のジェネラリズムが変容してきた背景について考察してみましょう．

外来診療におけるジェネラリズムの単純化

　転帰となった1970年代，全米の大学医学部で一般内科講座（Division of General Internal Medicine）が臓器別サブスペシャリティに遅れをとって，内科教室（Department of Medicine）に所属する一講座として次々に産声をあげます．

注目すべきは，一般内科が内科全般を統括する立場でなく，臓器別専門科と並列の立場で分離独立した事実です．ジェネラリズムを謳いながら，臓器別専門科との軋轢を避けるあまり，「プライマリ・ケアのスペシャリスト」としてしか自らの存在価値を誇示できない自己矛盾に加え，その存在価値さえ脅かす家庭医の台頭が，一般内科医をさらなる窮地へ追い詰めていきます．

　米国において一般内科医がプライマリ・ケアを行う場合，プライマリ・ケアを担うために純正栽培された家庭医と差別化を図ることはきわめて困難となります．従来の内科レジデンシーは入院診療を重視した急性疾患モデルの研修体制が伝統であり，僕自身も外来診療には3年間のうちのたった15％を費やしたに過ぎません．当然，正反対の憂慮はそのまま家庭医の行う入院（急性疾患）診療にも当てはまるわけです．

　さらに米国では，科学的エビデンスに基づくとされる臨床実践ガイドライン（clinical practice guideline）の遵守こそ「医療の質を保証する」という妄信が顕著になっています．プライマリ・ケア領域でその傾向は特に強く，診療報酬制度の"pay for performance（P4P）"への移行がそれを加速させています．"Cook book medicine"とも揶揄されるように，極論的にはガイドラインの担い手でさえあれば，一般内科医でも家庭医でもさらに言えば専門看護師であろうと，行う診療に大差はないのです．

入院診療におけるジェネラリズムの分業化

　2002年の時点でほぼすべての大学医学部に一般内科講座が設立されますが，一過性のプライマリ・ケア熱に乗って趨勢を誇ったのも1990年代前半までで，その熱が冷めるのとともに若い医師たちは一般内科医としてのキャリアに背を向けるようになります．

　医師の分業化が徹底した米国では，臓器別専門医としてその縄張りを最大限に生かしコンサルト業務に徹したほうが，労力も節約できれば懐だって温まることは周知の事実です．対照的に，病院内に縄張りをもたない一般内科医が生き抜く唯一の手段は，クリアカットな臓器別診断をつけられ

ない患者（多くは脆弱な高齢者）の診療を一手に引き受けることでした．
　こうして病院内でホスピタリストとしての地位を築いた彼らに与えられたのは，複数の臓器別コンサルトを効率よく捌く歯車としての役割でした．それは内科レジデントにとっても同様であり，卒業時には往々にしてコンサルト依存症に陥った想像力の乏しい内科医が量産されることになります．
　しかし，人間を臓器の集合体とみなす還元主義に根ざしたジェネラリズムが，必ずしも患者個人にとって真の幸福をもたらしては来なかった事実は，最近の研究によって明らかになりつつあります．医療の分業化の影で，米国の医療はいったい何を失ってきたのでしょうか？

僕はこんな一般内科医を目指している

　ハーバード大学へ老年病内科フェローとして赴任した初日に受けた薫陶をここに引用します．
　「集中治療医が intensivist と呼ばれるように，複雑に絡み合った病態因子・社会経済因子・心理因子を包括的に診る complexist となることが君たちに与えられた使命だ」
　プライマリ・ケア医やホスピタリストに対し自身の将来を投影できなかった僕にとって，"complexist" はとても親近感を覚える言葉でした．完全な造語ですが，無理に邦訳するならば「複雑治療医」となるかもしれません．
　超高齢化社会の医療機関は今，行き場のない高齢者で溢れています．彼ら脆弱な高齢者を特徴づけるのは，

- heterogeneity（多様性）
- homeostenosis（ストレスに対する生理学的予備能の低下）
- comorbidity（合併疾患）
- polypharmacy（多剤併用）

であり，彼らに対する医療決断はすべて，リスクとベネフィットを天秤に

かけたうえでの，きわめて不確実なものとなります．そんなとき，単一疾患を対象としたガイドラインがいかに無力であるかは説明するまでもありません．では，われわれはなにを論拠に困難な医療決断を下すべきなのでしょうか？

　老年病内科の主任教授は臓器別専門医に対し，こう言い放ちました．

　「私たち老年病内科医にとって，患者の生きるか死ぬかは大きな問題ではない」

　さらに続けられた言葉を英文のまま紹介します．

　"Add life to years, rather than years to life"

　すなわち臓器別専門医にとっての論拠が医師の視点で収集されたハードデータ（years）であるとするならば，老年病内科医は患者の視点からしか知りえないソフトデータ（life）も論拠として重視します．身体機能しかり，認知機能しかり，QOLしかり，決して数字で割り切ることのできないソフトデータの中にこそ，患者個人の価値観を見出すことができるのです．その平衡感覚をしっかりと保ち，患者本位の医療決断を下すことができるのは，complexistたる"ジェネラリスト"を置いて他にはいないはずです．

　現在の医療システムにおいて，臓器別専門医がその責任を負うには，構造上（時間的・経済的）の制約があるだけでなく，そもそもレジデンシー・フェローシップを通して，包括的診療を行うための特別なトレーニングを受けていない彼らに，そこまでを期待することは現実的ではありません．もしも"ジェネラリスト"がプライマリケアの殻に閉じこもり，「橋渡し」を名目にその決断まで臓器別専門医に丸投げするなら，それはジェネラリズムとは名ばかりの単なる責任の放棄でしかありません．こうして「高齢者に対する不確実な医療決断」は，僕自身の研究テーマへ発展していきます．

　結論として，米国の医療は真のジェネラリスト，つまりcomplexistを失ってしまったのです．しかし，新たなcomplexist育成の胎動はすでに始まっています．いくつかの政府機関は，老年病学領域の教育と研究をリードし得るアカデミックジェネラリストへの助成を制度化しつつあります．鍵となる一般内科と老年病科の協力関係については，米国一般内科学会が

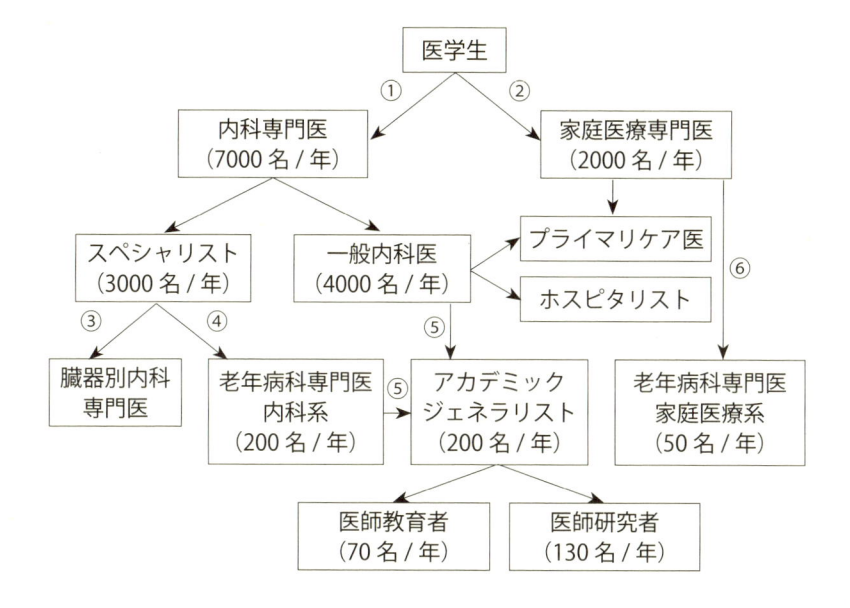

図　一般内科医のキャリアパス（人数は概数）

```
                        医学生
                    ①  /    \  ②
                      /      \
              内科専門医      家庭医療専門医
              (7000名/年)      (2000名/年)
              /      \            ↓
             /        \      プライマリケア医
       スペシャリスト  一般内科医
       (3000名/年)   (4000名/年)  ホスピタリスト
         ③ / \ ④           ⑤              ⑥
          /   \
     臓器別内科  老年病科専門医  アカデミック    老年病科専門医
     専門医     内科系         ジェネラリスト   家庭医療系
               (200名/年)     (200名/年)     (50名/年)
                             /        \
                        医師教育者   医師研究者
                        (70名/年)   (130名/年)
```

①内科レジデンシー
②家庭医療レジデンシー
③各臓器別内科フェローシップ
④老年病科フェローシップ（内科系）
⑤一般内科（GIM）フェローシップ
⑥老年病科フェローシップ（家庭医療系）

調査委員会を立ち上げ，2003年10月の米国内科学会誌には大々的な特集記事が組まれました．

　そこでは新たな研修モデルとして，3年間の内科レジデンシーに引き続き，老年病内科（臨床）フェローシップと一般内科（研究）フェローシップの両方を修了した新たな医師集団の育成が提唱されています．それはまさしく僕の選んだキャリアパスでもあります（図）．

　さて，ここからは僕自身のフェローシップでの実体験を交えながら，一気に議論を深めていきたいと思います．

老年病内科フェローシップに学ぶ

米国の高齢者医療を取り巻く環境は厳冬の時代にあります．1990 年代後半から老年病科専門医は減少しはじめ，2030 年には 3 万 6000 人の専門医が必要となるとの予測にもかかわらず，1 万人を割り込むレベルまで落ち込みました．

急性疾患モデルに基づく現行の診療報酬制度が重視するのは侵襲的な検査・治療であり，老年病内科医の行う診療行為には同等の経済的インセンティブが発生しないことが最大の足枷と考えられています．

フェローシップは 2002 年時点で，全米で 120 プログラム（内科系 97，家庭医療系 23）が展開しています．しかし一定の教育水準を保っていると判断されたプログラムは，そのうちの 15％にも満たないと指摘されています．つまり半数以上がフェロー数 2 名以下の小規模または「休眠」プログラムとみなされ，ポジション充足率も 70％を割り込む不人気ぶりです——特例的に，ジョンズホプキンス大学，カリフォルニア大学ロサンゼルス校，マウントサイナイ医科大学，そしてハーバード大学に代表される内科系の大規模プログラムには応募者が集中し，ポジションの競争率も高いものとなっています．

研修修了後は内科系，家庭医療系のフェローは共通の専門医試験を受験し，毎年約 250 名のフェローが新たに専門医認定を受けることとなります（合格率は前者が 90％，後者が 60％）．しかし彼らのうち教職に就くのはごくわずかです．

過去 10 年にわたる RRC（Residency Review Committee；卒後臨床研修管理委員会）や ACGME（Accreditation Council for Graduate Medical Education；卒後医学研修認定委員会）の勧告はことごとく空文化し，ついに全米の内科レジデントに対する老年病学教育の質が保証されることはありませんでした．「卵と鶏」理論そのまま，次代を担う老年病内科医が育つはずもありません．忍び寄る高齢化の波を直視しようとしない「ピー

ターパン医療」が近い将来，この国の根幹を揺さぶる社会問題へと発展することは不可避なのかもしれません．

ハーバード大学医学部・老年病内科フェローシップ

　ハーバードプログラムは米国の老年病内科フェローシップのパイオニア的存在であり，僕はその第29期生でした．講座は40名を超えるファカルティを抱え，複数のハーバード大学関連施設において高齢者の健康を支えています．転倒・譫妄に代表される老年病症候群への臨床研究から，分子生物学・生理学などの基礎研究に至る加齢研究のメッカでもあり，フェローは常に最新の医学情報を享受できる環境にありました．

　フェローは毎年6名が全米の内科レジデントから選抜され，研修修了後はそのほとんどがアカデミックポジションを獲得し，老年病内科のリーダーとして活躍しています．

　「高齢者専用のプライマリ・ケア医」「ナーシングホーム（長期療養施設）の医者」，「お看取り医者」……老年病内科医が誤ったステレオタイプのイメージで語られることはいまだ珍しくありません．それらを払拭するためにも，ここではハーバードフェローの八面六臂の研修内容を紹介しましょう．

Beth Israel Deaconess Medical Center での老年病内科病棟（2カ月）

　全米で導入が進む ACOVE（acute care of vulnerable elderly）と呼ばれる病棟システムは，あらゆる急性疾患で入院した高齢患者の入院中の機能低下を防止する目的で開発されました．フェローはジュニア・アテンディング（病棟責任者）として，すべての入院患者を内科レジデントチームとともに診療し治療方針を決定します．

Beth Israel Deaconess Medical Center, Brigham and Women's Hospital での老年病内科コンサルト（2カ月）

　日に3－4件のコンサルトが舞い込みます．術後・外傷後の入院患者への内科的加療を依頼されるケースが大半だったので，外科または外傷集中

治療室が主な活躍の舞台でした．併任する疼痛治療・緩和ケアのコンサルタントとして，終末期医療を学ぶ貴重な機会でもあります．

Beth Israel Deaconess Medical Center での老年病内科外来（通年）

週にひとコマのいわゆるプライマリ・ケア外来．初診1時間，再診30分単位でみっちり老年病内科特有の包括的診察（comprehensive geriatric assessment, CGA）を行います．

Boston VA Hospital での物忘れ外来（memory clinic）（2カ月）

神経心理学では全米有数の評価を誇る施設．外来診療では，患者，患者家族，老年病内科専門医，神経心理学者，薬剤師，ソーシャルワーカーが全員参加し，フェローによる司会進行のもと，診察が進められます．

Cambridge Hospital 関連の PACE ならびに往診プログラム（2カ月）

PACE（program for all-inclusive care for the elderly）とは，ナーシングホームに入所して然るべき機能障害を持つ貧困層の高齢者を対象に，医学的・社会的サポートを提供し，可能な限り地域にとどめようとした試みです．真に統合された高齢者医療を実現し得る稀有なシステムとして，全米の注目を集めています．

Youville Hospital での亜急性リハビリテーションプログラム（2カ月）

入院の必要はないものの自宅へ帰すには心もとないという患者が，ここで機能回復を図りつつ退院を目指します．米国の短い在院日数を可能にしているのも，この種の施設の充実があるからです．リハビリ専門医から実践的な指導も受けられる有意義な機会でした．

Hebrew Senior Life でのナーシングホーム研修（2カ月）

ナーシングホームは患者にとって施設ではなく住み家です．彼らのコミュニティに飛び込んで慢性疾患管理を通して一緒に生きる，という感覚が

近かったかもしれません．転倒研究の世界的権威である主任教授とは1カ月間，ひたすら入居者の歩行の仕方を観察しては，基礎疾患と照らし合わせる興味深い毎日を送りました．

内科専門科はサブスペシャリティ（subspecialty）と呼ばれますが，その中で老年病内科はスプラスペシャリティ（supraspecialty）としての性格を有する唯一の専門科です．すなわち老年病内科医は内科全域への深い理解はもちろんのこと，さらには内科を飛び越え，精神科・リハビリ科・眼科・耳鼻科・婦人科・泌尿器科・整形外科・皮膚科に通じ，加齢に関する基礎医学，医療経済学，生命倫理学の素養まで身に着けなければならないのです．

一般内科フェローシップに学ぶ

一般内科（general internal medicine，GIM）フェローシップは，臨床フェローシップとの誤解を受けやすいのですが，実際はアカデミックジェネラリスト（医師教育者・医師研究者）として必要なスキルを身につけるための研究フェローシップです．内科レジデンシーのみを修了した一般内科医と比較した場合，GIMフェローシップまで修了した一般内科医は，より活発にグラントに応募しまた実際に獲得し，より多くの研究業績を残し，より高いアカデミックポジションに就いていることが報告されています．

同じくジェネラリストを標榜する家庭医療系の研究フェローシップと比較した場合も，プログラム数は家庭医療系の13に対して70余，プログラム修了後に継続的に臨床研究に携わる割合は家庭医療系の18％に対し59％，論文の生産性も圧倒的に高いことが知られています．臨床家としての性格が強い家庭医は，とくに医師研究者として機能しているとは言い難い状況です．

アカデミックジェネラリストが研究対象とするのは「疾患」ではなく，

「社会における医療のあり方」です（ヘルスサービス研究）．その切り口は量的研究，質的研究，経済分析と多様ですが，共通するのはそれぞれの研究結果が臨床の実践に直結する事実です．無論，研究対象はプライマリ・ケア領域に限ったものではありません．

　ここ20年で連邦政府はヘルスサービス研究者を育成するGIMフェローシップへの助成を強化し，現在，毎年約200名のアカデミックジェネラリストが誕生しています．GIMフェローシップはACGMEの認可を受けていないことが特徴であり，修了したところで特別な専門医資格を申請できるわけではありません．裏を返せばACGMEによる制約を受けない分，各々のプログラムがユニークなカリキュラムを作成できる点が大きな利点となります．その内容は以下の2つに大別されます．

医師教育者フェローシップ

　GIMフェローの約35%が医師教育者を目指しますが，医師教育者の総数に比べるとまだまだ少数派です．職務としては週5－6コマを自身の外来診療，週2－3コマをレジデントの外来診療の監督，年間1－3カ月をレジデントの入院診療の監督に費やし，残った時間を医学教育に関する研究にあてる，というのが一般的なイメージです．

　フェローは教育理論を学び，カリキュラムの開発を通じて，医学生・レジデントへの医学教育に実際に参加し，フィードバックを受けます．プログラムによっては医学教育学の修士課程が併設されています．

医師研究者フェローシップ

　GIMフェローのうち医師研究者を目指すのは約65%です．医師研究者は職務の70－80%を臨床研究に費やし，残りの20－30%を臨床，典型的には週に1コマの外来診療と年に1－2月の病棟業務にあてます．

　医師教育者の場合と異なり，医師研究者を志す一般内科医にとって，GIMフェローシップを修了していることはきわめて重要視されます．GIMフェローは2年間のうちに大学院を修了するとともに，各自の研究プロジ

ェクトを完遂し，一人前の研究者として自立するためのノウハウを身につけます．

　ほぼすべてのフェローシップが疫学分野の修士号取得を要求していますが，とくに日本で興味を持たれる方も多いであろう公衆衛生修士課程（master of public health，MPH）については，その意義を疑問視する向きがあることを付け加えておきます．MPH プログラムの対象は，あくまで公衆衛生領域で働かんとする人材であり，臨床研究を遂行せんとする医師研究者が求めるカリキュラムとは必然的にずれが生じます．むしろ最近では，臨床疫学，生物統計学，ヘルスサービス研究の修士課程（master of science，MS）を併設するフェローシップが多数を占めるようになってきました．

　難易度も微妙に異なります．極端に言えば，通信教育でも必要な単位さえ修得すれば卒業できる MPH に対し，単位の取得に加え修士論文の執筆を卒業の必須条件とする MS との差異です．自らも MPH であったハーバード時代の研修責任者の「MPH はエビデンスを理解するための学位（すなわち理論），MS はエビデンスを作り出すための学位（すなわち実践）」という言葉がまさに的を射ているのではないでしょうか．

コーネル大学医学部・一般内科リサーチフェローシップ

　僕の在籍するコーネルプログラムは，AHRQ（Agency for Healthcare Research and Quality；医療研究品質局）の研究グラントで運営される全米 27 の医師研究者フェローシップのひとつです．AHRQ は NIH（National Institutes of Health；国立衛生研究所）や CDC（Center for Disease Control and Prevention；疾病管理予防センター）と並ぶ米国保健福祉省の下部組織です．

　NIH と CDC がそれぞれ疾患中心的な生物学的研究または集団・地域レベルの介入研究をテーマとしているのに対し，AHRQ は患者中心的な研究，すなわち保健医療システムの質と効果の改善をテーマとしています．

　典型的な GIM フェローシップでは大学院での授業と研究プロジェクト

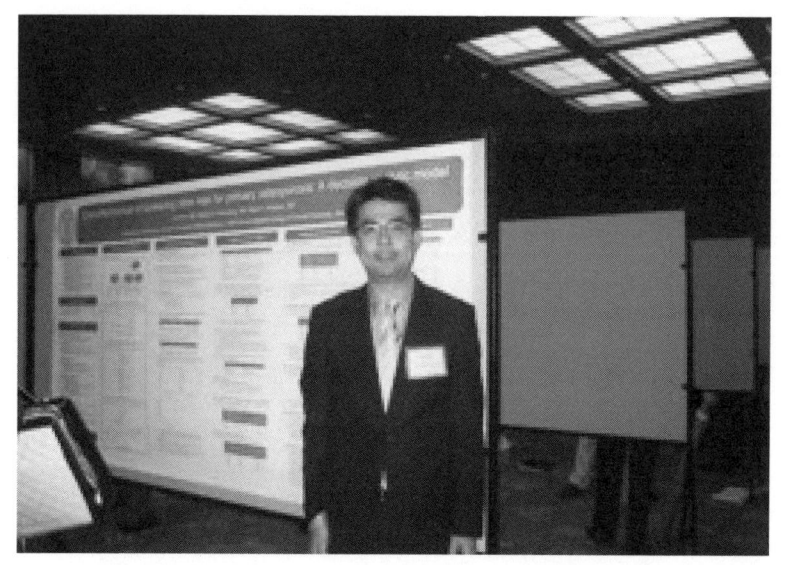

▲米国保健福祉省 National Research Service Award Conference にてポスター発表

　の比率が約8対2で，研究プロジェクトは指導医の専門分野に即して受動的に決定されるか，もしくは指導医が収集したデータを用いて二次データ分析を行うのが主流です．対するコーネルプログラムでは，その比率が2対8と逆転し，研究プロジェクトもフェロー自身が立ち上げ，自らデータを収集・分析し，成果を発表するところまで要求されます．
　米国特有のスパルタティックな大学院教育は覚悟していましたが，予想をはるかに上回る勉強量に圧倒され，落第の二文字が脳裏を過ぎったのは渡米から5年余，後にも先にもこのときだけです．その概要は，

- 臨床疫学
- 生物統計学
- ヘルスサービス研究論
- 決断分析学
- 質的研究論
- 医療経済学
- 医療政策学
- 医学教育学
- 行動科学
- 研究倫理
- データ管理術
- 研究発表術
- 文献検索術
- グラントライティング術

の多岐にわたり，プログラムを修了する頃には，臨床研究の組み立て方か

> **【留学先の情報】**
>
> Mary E. Charlson, MD
> William T. Foley Distinguished Professor in Medicine
> Chief, Division of General Internal Medicine, Department of Medicine
> Weill Cornell Medical College and Graduate School of Medical Sciences of Cornell University
> 525 East 68th Street, Box 46/F1421
> New York, NY 10021
> Tel: +1-212-746-1608
> FAX: +1-212-746-8965
> e-mail ● alh2006@med.cornell.edu （医局秘書；Alison Kenny）
> URL ● http://www.cornellmedicine.com/ser_div/gen_int_med.html

らデータ管理，統計処理に至るまでひとりでこなせるだけの能力が身についています．過去に臨床疫学・ヘルスサービス研究の修士号（MS）を授与されたフェローは，ほぼすべてが即戦力の医師研究者としてアカデミックポジションを獲得し，全米に散っています．

　僕自身は老年病内科フェローシップ以来の興味を深め，決断分析学のテクニックを応用し，高齢者に対する医療決断を数学モデル化し，その費用効果を分析する研究に取り組んでいます．

日本でのジェネラリズム構築に向けて

　現在の日本において広く認められるプライマリ・ケア賛美は，必ずしも正しい理解に基づいているとは思いません．プライマリ・ケア自体はとても重要な学問ですが，米国式のプライマリ・ケアをジェネラリズムと広義に解釈することに対して僕は大いに異議を唱えたいですし，ジェネラリズムそのものの発展を妨げるネガティブな発想と考えています．以下に日本「ならでは」のジェネラリズムの構築に向けた提言をまとめます．

・家庭医制の導入とプライマリ・ケアへの専従

- 一般内科医によるホスピタリスト制の導入とcomplexistとしての育成
- 臓器別専門医のコンサルト業務への専従
- 臨床科としての老年病内科の再編成
- 高齢者を対象とした医療システムの開発とその臨床疫学的評価

　一般内科医がその真価をもっとも発揮するのは，プライマリ・ケア医としてではなくcomplexistとして機能した場合です．専門化の進む高度先進医療の時代，医療の分業化はごく自然な流れであり，それを担う臓器別専門医は変わらず重要なポジションを占めるはずです．ただ同時に複雑化する超高齢化社会が求めているのは，それら複数の臓器別専門医を束ねられるだけの見識を有し，さらには多様化する患者側の嗜好をしっかり診療に反映させることのできる一般内科医の存在ではないでしょうか．

　そのような一般内科医の新たなコホートを育成するためには，臨床科としての老年病内科の協力が不可欠であります．医学部再編の流れで日本にも多くの老年病内科が誕生したのは喜ばしいことですが，その多くがナンバー内科のしがらみを引き摺ったまま，いわゆる老年病内科の仮面をかぶった臓器別専門科として存続していることは残念でなりません．

　高齢者への医療のあり方は日米を問わず，実はまだしっかりとは確立していません．米国の老年病内科医は疾患レベルの介入には早々に見切りをつけ，ACOVEやPACEを例とする斬新な医療システムを開発しては疫学実験を繰り返し，次代を担うシステムを模索してきました．彼らの時代を捉える先見性とそれを統合的に分析する戦略性は素直に見習うべきであり，日本人の高齢者の身に立った医療システムを構築するうえで大きなヒントとなるはずです．

　一般内科医にとって世界は広く，学ばなければならないことは山ほどあります．本稿が読者の方々にとって，自分がいかなる一般内科医となるべきかを考える縁となれば，望外の喜びです．

Ⅱ部

米国の医学教育と
臨床研修留学の仕方
―― '06年度 JANAMEF 留学セミナーより ――

chapter 1

医学教育の質を保証する
～教員の立場からみた アメリカの試み～

ピッツバーグ大学内分泌内科
助教授
赤津晴子

　アメリカでは，臨床医学教育の質をどのようにして保証しようとしているのか，現在，アメリカ，ピッツバーグ大学内分泌内科の教員として，実際に医学教育に携わっている立場からご紹介したい．

教授会に提示された異例な事項

異例の教授会が示唆するもの
　2月の寒いある日．ピッツバーグ大学医学部教授会に非常に難しい議題が提出された．それは，Mary（仮名）という1人の入学志望者をめぐっての討論であった．
　Maryは高校3年生のときのスキー事故により，C5の脊椎を損傷し，四肢麻痺となった．しかし，親元を離れひとりで下宿をし，4年制大学で神経科学を専攻し，オールAの成績で，遅れることなく4年間で大学を卒業した．MCAT（Medical College Admission Test：アメリカのメディカルスクール共通入学試験）の成績は99％という，トップクラスの成績であった．彼女はピッツバーグ大学のMD/PhDコースに出願をした．すでに面接を行った多数の教官から，Maryの人間性，性格，人柄，知性，やる気，

すべてにわたり，絶賛の声が上がっていた．

　通常は，医学部の入学選考は，学内の入学選考委員会によって決定され，教授会に議題として下りることはない．しかし，Mary の場合は，非常に特殊なケースだったため，学内の選考委員会だけでは判断がつかず，この日の全体教授会での多数決によって，合否を決めることになったのであった．

　ここでの議論の焦点は，彼女が出願したのが，MD/PhD コースだったということであった．もし，彼女が PhD コースに出願していたとしたら，教授会で議論するまでもなく，間違いなく合格は決定していた．しかし，彼女を MD コースに入学させるということに，大学側にはためらいがあった．では，どういった点が危惧されたのであろうか．

医学教育を臨床医教育と研究医教育に明確に区別

　アメリカで，将来，医科学方面に進学したいと思った場合には，4 年間の学部教育を終えた後，MD コース，MD/PhD コース，PhD コースという，3 つのコースが用意されている．MD コースは 4 年間の臨床医養成コース，PhD コースは 3 － 5 年の研究者養成コース，MD/PhD コースは 7 － 9 年かけて臨床医と研究者の両方の教育を行うコースである．言うなれば，アメリカの医学教育は，臨床医教育と研究者・研究医教育を明確に区別しているという特徴がある．なぜならば，臨床医教育と研究医教育は重なる部分も多くあるが，その目指すところは大きく異なっているからである．

　研究者養成において，一番大事なことはオリジナリティである．いかにオリジナリティのある素晴らしい研究をして，著名な学会で発表し，優れた論文を書き，多額の研究費を獲得するかが，研究者にとっては最も大切なことである．一方，臨床医養成教育で大切なことは，スタンダードであり，安全性である．ベッドサイドでこれまで一度も行ったことのないような「ユニーク」でオリジナルなことをされては困るのである．

　MD コース修了後は，レジデント研修を行い，さらに専門教育を受けたい場合にはフェローシップ研修に進む．例えば内科のレジデント研修を

受け，その後循環器内科のフェローシップを行うという具合である．PhDコース修了後は，一般的に，1，2年のポスドク研修をおこない，その後，研究職に就職する．

MD/PhDコースは，その両方を兼ねた複合型のコースであり，長い道のりの後，卒業時にはMDとPhD両方の学位を取得する．その後，ほとんどの卒業生はまずレジデント研修を行い臨床医としての腕を磨いた後，研究と臨床を共におこなえるポジションに就職するか，フェローシップやポスドクの身分で卒後トレーニングをさらに積んでから本職につく．

患者を「診る」とは

さてMaryの場合，本当に患者を「診る」ことができるのかどうかが教授会で一番の議論となった．例えば，腹部の診察をしなくてはならない場合，Maryは患者の腹部に手を当てることができない．それで本当に「患者の腹部を診察した」ことになるのであろうか．

彼女のプランでは，physician assistantあるいはnurse practitioner（アメリカではphysician assistantもnurse practitionerもMDの監督のもと，独立して診療行為を行える）を自ら雇い，例えば腹部の診察の時には，physician assistantあるいはnurse practitionerに患者の腹部に触ってもらい，その結果をMaryに口頭で報告してもらうというものであった．Mary自らの手の延長として，physician assistantあるいはnurse practitionerに手助けしてもらう，というプランであった．

それを聞いて，教授会参加者から色々な意見が出された．MDコースの目指すところは，患者を「診ることができる」専門家を育てることであり，患者に直接触れられなければ，患者を本当に診ることは不可能だ，という意見の一方で，確かに患者の腹部に実際に手を当てて診察できる医師はたくさんいるが，実際に患者の心に触れられない医師も現実にはたくさんいるではないか．そのように，患者の心に「触れられない」つまり患者とまったく共感できない医師をもってして，本当に患者を「診ている」といえるのか，といった意見も出された．このような白熱した議論の中で，非常

に印象的だったのは，外科教授が「外科学は何も執刀などしなくても学べる」ときっぱり言い切っていたことであった．

確かにMaryのケースは特殊なケースであるが，このような教授会で侃々諤々と議論をする背景には，巣立っていく臨床医養成の質の保証ということに敏感なアメリカの事情がある．本日は医学教育の中でも研究医ではなく，この臨床医養成のみにしぼって，その質の保証の試みのいくつかをご紹介してみたい．

医学教育の質を保証するいくつかの試み

臨床医としての適性を厳しくチェック

臨床医教育の質を保証するための第一の試みは，臨床医養成教育を受ける人選を厳しく行っていることである．

日本の場合，18歳のある1日，非常に難しい試験を受けて，その点数の高い人が将来の臨床医としてトレーニングを受けることになる．

アメリカの場合は，高校卒業後，まず4年制の大学に進み，その学部教育を終えてから，つまり20歳を過ぎてから，将来の臨床医の人選を行う．選抜に当たっては，志願者の人間性，あるいは臨床医としての適性，やる気，そして基礎学力の三要素が複合的に判断される．では，どうやって，このような複雑な要素を，医学部側は判断しようとしているのだろうか．

まず，基礎学力に関しては，学部の成績あるいはMCATの成績によって比較的簡単に判断がつく．ところが，臨床医としての適性，あるいは「やる気」といったものは，一度の面接だけではとてもつかめない．現在，私はピッツバーグ大学の医学部入学選考委員として，実際に出願者の面接を行っているので，その一例を挙げて，大学側が出願者の臨床医としてのやる気，適性をどのようにして見抜こうとしているのかをご紹介してみたい．

John（仮名）は，UC Berkleyの機械工学を専攻する学生であった．彼の基礎学力が非常に優れていることは，MCATの成績，あるいは大学の成

績を見ても一目瞭然であった．私は彼と1時間入学選考面接を行ってみてJohnにはすでに豊富な臨床経験があることがわかった．医学部入学前の学生が「臨床経験」を有していると聞かれて驚かれる方もおられるかもれないが，こういう事情であった．

彼は高校生の時にICUのnurse aidやcancer clinicで数年間ボランティア活動を行い，患者さんとすでに多くの時間接していた．Berkley時代には，San Francisco General Hospitalという，非常に忙しい病院のemergency roomで週末ボランティアで患者の世話をし，また，suitcase clinicという低所得者を対象としたクリニックで，ケース・マネージャーとしてボランティア活動を行っていた．このようなこれまでの「臨床経験」から，自分は助けを求めている人の役に立ちたい，というJohnの臨床医をめざす真剣な思いが面接官である私にはよく伝わってきた．

しかし，仮に別の志願者が同様な動機を熱をもって語ったとしても，もしその志願者がこれまで一度もJohnのような臨床経験を求めてこなかったとしたら，その志願者の本当のやる気が疑われる．つまり面接の1時間でどのように饒舌に喋るかが問われているのではなく，あくまでもこれまでの人生の中でどのような機会を自ら切り開いてきたか，そしてその経験から自分が臨床医になりたい，という思いが単に「思い込み」ではなく，実体験の中で自ら確認したものである，ということが医学部入学選考にあたっては問われるのである．

次に人間性であるが，これも1時間の面接で簡単に見抜けるものではない．そこで重みを持つのは，推薦状である．アメリカでは，一般的に，推薦状が非常に重要な意味を持ち，よく機能してる．通り一遍の「良い」推薦状がまかり通っている日本の事情とは異なり，アメリカの推薦状は，誠実に，シビアに，遠慮なく書かれる．なぜならば，推薦状を書く側の力量が究極的には問われているからである．

推薦した学生に問題があるのに，それに言及しなかったとすれば，それは推薦状を書いた側の信用を落とすことになる．一方，例えばBerkleyの先生が「自分が今まで20年間見てきたBerkleyの学生の中で，誠実性に

おいても信頼性においても協調性においてもトップ3％に入る，実に人間的によくできた学生である」と記した推薦状であれば，その意味は選考委員会において，重く受け取られる．

このように，アメリカでは，将来の臨床医を選ぶ際，単に物理や生化学がずば抜けてよくできる，といった学力成績のみならず，臨床医としてのやる気，適性，人間性といった複合的な能力を「点」ではなく「面」として考慮する努力が伺える．

丁寧に整備されているカリキュラム

臨床医教育の質を保証するための第二の試みは，臨床教育カリキュラムを丁寧に整備する努力である．

医学にかぎらず，よいカリキュラムには，いくつかの共通項がある．まず，明確なゴールを設定すること，第二には，そのゴールを達成するために，必要なステップを整えること，そして第三には，各々のステップが確実に消化できているかを随時チェックするための，フィードバックシステムを整備することある．

臨床医養成のゴールは良い臨床医を育てることである．言い換えれば，患者をケアできるプロフェッショナルを養成することである．次に，このゴール達成のために必要なステップを整備しなくてはならない．

このステップ整備にあたって大切なことは，途中のつまづきをなくすこと，つまり，大きなジャンプをなくすことである．ジャンプをなくすためには，ゴールである「患者をケアする」といういうことが，具体的にどのような要素によって成り立っているのかを熟考し，その要素，要素を確実に体得できるような，なだらかなステップを用意する必要がある．

患者のケアと一口に言っても，その中身にはいくつもの不可欠な要素がある．ごく単純にまとめてみると次のようになる．ケアのはじめにはまず診察がある．診察では，医療面接と身体所見を行う．次に，診察で得たベッドサイドのデータを統合したうえで，鑑別診断をつける．そしてその鑑別診断をもとに，検査計画を立て，診断を確定し，治療方針を立てる．そ

して随時，治療成果をチェックし，診断の確実性，治療方針の見直しの必要性を問う．最後に当初提示された問題が解決されたことを確認して，ケアが完了する．

　以上のすべてのプロセスが言うならば，患者の「ケア」であろう．これらの1つひとつの要素を，大きなジャンプのない，なだらかなステップのカリキュラムとしてまとめるために，アメリカではどのような取り組みがなされているのであろうか．

　まず，ケアのはじめの診察，つまり医療面接と身体所見の習得は，全米の医学部において，医学部入学後の早い時期に，必修科目として組み込まれている．私がアメリカブラウン大学医学部の学生であった時は，医療面接の授業は1年次1学期の必修科目だった．5人の学生に2人の指導教官がつき，毎週1回半日，病棟に出かけていき，許可を得た患者さんと医療面接の練習を行った．その模様は，ビデオあるいはテープレコーダで記録された．この授業を通して，例えば，患者さんと向き合ったら，Open-ended question から始めなくてはならない，といった一般面接技術に続き，現病歴，既往歴といった，医療面接の各要素について学んだ．

　身体所見のとり方は，例えば現在私が所属しているピッツバーグ大学では，1年生の必修授業である．学生はペアを組んで血圧の測り方，心音の聴き方等の練習を行う．その後2年生になると，毎週半日，実際に病棟で，許可を得た患者さんを相手に身体所見の練習を行う．

　ここで大切なことは，フィードバックである．つまり，こうしたカリキュラムを立ててみても，それだけでは学生が本当に必要な技術を身につけたかどうかわからない．そこで，ジャンプのないカリキュラムの必要条件は，実際に身につけるべきことが身についたことを必ず丁寧にチェックする仕組みの存在である．平たく言えばおなじみの試験である．

　しかし医療面接や身体所見の取り方，といった技能，技術をチェックするためにはペーパー試験ではなく実技試験が必要である．さらには，つまづきをなくすために，大雑把な実技試験ではなく，詳細な実技試験が必要である．

例えばピッツバーグ大学では，2年生の身体所見の授業においては中間試験と期末試験が行われる．試験では，模擬患者を前に，学生は1時間の時間の中で，問診そして身体所見をおこなう．試験官は学生の一挙一動を，130のチェックリスト項目を片手にチェックしている．

　問診のチェック項目には，例えばまずはじめに学生は手を洗ったかどうか（プロフェッショナリズム），主訴の誘発因子を尋ねたかどうか，薬のアレルギーの項目では，単にこの薬のアレルギーがあるというだけでなくて，その薬を使うと，どのようなアレルギーが出るのかを聴いたかどうか，ホモセクシュアリティを尋ねたか，といった項目が並んでいる．

　身体所見では，眼底鏡を使う前に部屋の電気を消したかどうか．甲状腺の診察の際，患者にコップの水を渡して，それを飲み込む動作をさせながら甲状腺をチェックしたかどうか，肺音を聴くときに，ただ「息を吸って，吐いて」と言うのではなくて，「口から大きな息を吸って，吐いて」というように具体的な指示を出したかどうか，といった事細かなチェック項目がやはりある．

　試験官は，こうして1時間黙々と学生の診察ぶりをチェックする．その模様はビデオでも記録され，学生は試験終了後，すぐに試験官と模擬患者からフィードバックをもらうと同時に，ビデオを見て自分の診察ぶりを振り返ることができる．こうして学生は自分が行った問診あるいは身体所見のやり方の1つひとつを基礎から固めることができる．まさにジャンプを作らない，なだらかなカリキュラムの一例である．

　3，4年生になると，クリニカルクラークシップと呼ばれる病棟実習が始まる．この病棟実習がはじまるまでには，上記のように医療面接と触診が一通りできるようになっていることが前提である．それを土台に，今度は実際の患者さんを「学生医師」としてインターンとともに担当し，医療面接，触診といったベッドサイドでのデータをもとに鑑別診断を立て，検査方針を立てるトレーニングを日々おこなう．

　病棟実習に出た学生は病棟のお客様ではなく，チームの一員として，即戦力として扱われる．日々の回診を行い，カルテに記載し，インターン，

レジデントと相談しながら，処置オーダーを決定し，実際に処置オーダーをカルテに書くのも学生である．患者さん，あるいは患者さんの家族に経過を説明するのも学生医師であり，患者さんの容態が悪くなって，看護師が医師を呼び出す場合，まず最初に呼び出されるのは学生医師である．もちろん，学生医師の一挙一動はインターンによって監督され，インターンはレジデントにより，レジデントおよびチーム全員はアテンデイングと呼ばれるスタッフ医師の監督指導のもとにある．

ミスの起こらないシステム

このように学生に多くのケアをまかせて危なくないのか，という疑問がでる．答えは，学生であろうと，卒後1年目の新米医師であろうと，だれにも「はじめて」という新米の時期が必ずある．今の名医も昔は医学生であり，新米医師であったのである．その「新米」時期にミスが起こらないようにするのは，システムの責任である．

言うならば，臨床医養成システムにジャンプがなく，カリキュラムがなだらかに組まれていればいるほど，この危なっかしい新米時期を比較的スムースに航海することができる．特にまだ医師免許のない学生であれば，なおさら監督，指導の目が厳しく向くこと，そして，医学生には「勉強」の時間が十分あたえられているので，かえって安全かもしれない．医師免許を持つものの，何も知らない，しかし忙しくて十分勉強の時間のない新米医師が，不十分な監督のもとに，患者のケアをはじめて行うことには大きな危険がともなう．

学生に患者のケアの多くをやらせても危なくない他の2つの理由は，アメリカの臨床医療はチーム医療が基本であること，そして，臨床行為はあくまでもEBM（evidence based medicine）を基盤としているためである．

チーム医療という意味は，1人の患者に複数の医師の目が常に向けられているという意味と，複数の医療従事者の目が1人の患者に向けられている，という2通りの意味がある．

前者の意味では，入院患者のケアは通常5−6人ほどで構成される担

当チームによりおこなわれるため，医師と患者は一対一ではなく，1人の患者に対して，少なくともチームの数人の目が向くということを指摘したい．さらにコンサルタントが入る場合は，他科の医師チームの目もその同じ患者に向き，また症例検討会においては，担当外の医師の目もその患者のケアに向く．

こうして，1人ひとりの患者のケアが言うならば，透明な環境で行われるため，万が一学生医師や他の医師が見落としたり，勘違いしたことがあっても，そのミスは短時間の間に他の医師によりピックアップされることとなる．

一方，複数の医療従事者の目が1人の患者に向く，という意味は，医師のみならず，看護師，薬剤師，ソーシャルワーカー，理学療法士，呼吸療法士等，様々な専門家の目が1人の患者に向けられるという意味である．こうして同様に，万一どこかで見落とし等があっても，そのミスはこのチーム医療のおかげで，短期間の間に修正される可能性が高まる．

学生に多くをやらせても危なくないもう1つの理由は，アメリカの臨床医療はEBMが基本になっているためである．そのおかげで，ベッドサイドで行われる検査，治療は，医師の顔が変わっても，均一性，統一性を持つ．そのため学生医師といえども，あくまでもEBMにもとづいたケアを行うことが要求されるので，経験の浅さは，evidenceによってカバーされることとなる．

指導スタッフ体制が整備されている

臨床医教育の質を保証するための第三の試みは，臨床教育を指導する側，指導体制の整備である．

アメリカでは，医学部の使命はあくまでも教育・臨床・研究であり，研修病院の使命は，教育と臨床であるというスタンスがはっきりしている．日本の場合は，今でも医学部は臨床と研究をその主な使命とし，研修病院ではまだまだ臨床中心であり，教育は付属的に扱われている印象がある．例えば，日本の医学部内の昇進は研究業績にかかっており，いかに良い，

あるいは悪い教育をしても,それは昇進にはさほど響かない.研修病院であれば,いかに教育に時間をかけても,それで給与があがるわけでも,臨床ノルマが減らされるわけでもない.

　日本では,臨床教育はプラスアルファに"善意"で行うものかのように位置づけられているのではないか.もちろん教育に熱心なスタッフが医学部や研修病院にいない,と言っているわけではまったくない.それどころか,日本の場合,このように教育熱心な先生方の意欲,善意,ボランティア精神によって,国全体の臨床医学教育がもっているようにさえ見られる.しかし将来の臨床医を育てる,といった国にとってまことに重要な課題を,日本のように個々人の善意とボランティア精神のみに任せておいてよいのであろうか.

　アメリカでは違うアプローチが取られている.まず,医学部教員採用にあたっては,教育への参加を義務づけており,もし教育を行いたくない場合は,医学部教員には採用されない.臨床のみを行いたい場合は,臨床のみの職場へ,研究のみを行いたければ,同様に研究所へ就職すればよいのであり,何も医学部に就職する必要はない.

　医学部教員とは,あくまでも教育がまず第一であり,その他に,臨床と研究をそれぞれの教員のバックグラウンド,希望に応じて行う場である.このような前提からスタートすれば,当然,教育評価が昇進に直結する.学生や研修医からの教育評価が悪ければ,教員は医学部に残ることはできなくなり,必然的に教育熱心,教育上手な教員が医学部に残り,指導スタッフが整備されてゆく.そして,この指導体制の整備が臨床医学教育の質を保証につながっていく.

　このような指導スタッフ体制整備には,医学部のトップ,あるいは研修病院のトップのスタンスが非常に重要である.トップが教育をその使命とはっきり自覚し,そのための予算をまず取ることなしには,指導医整備は不可能である.なぜならば,教育にはお金と時間がかかり,金儲けのビジネスではないからである.

　ではアメリカでは臨床医学教育の予算はどこから捻出されているのであ

ろうか．そのからくりはこうなっている．アメリカでは研修医を1人雇うと，雇った医学部または研修病院に対してMedicareから研修医1人につき年間約1200万円が教育指導費として支給される．このお金は研修医の給料となり，指導スタッフの教育手当てとなり，指導スタッフが臨床をせずに教育を行ったための，言うならば「（病院側の）ロス手当（保障）」ともなる．こうして国の十分な財源をもとに，各医学部，研修病院が指導体制を整えたうえで，はじめて将来の臨床医養成の質を保持，向上させることが可能となるのである．

教授会の結論

最初にご紹介した教授会の白熱した議論の後，最終的に決をとったところ，「入学を許可する」は59％，「許可しない」が31％，「棄権」は10％で，Maryは2004年9月にピッツバーグ大学にMD/PhD学生として入学し，本年（2006年）9月には3年生となった．

chapter 2
留学中の研究から臨床への路線変更

カリフォルニア大学アーバイン校
循環器内科
齋藤雄司

　カリフォルニア大学（以下，UC；University of California）では，北から順にデイビス，サンフランシスコ，ロサンゼルス，アーバイン，そして，一番南のサンディエゴといった，5つの分校がメディカルスクールを有しており，アーバイン校は，歴史的には5つの分校の中で最も新しい．オレンジカウンティという，ロサンゼルスとサンディエゴのちょうど真ん中ぐらいに位置している．

　私は，もともと研究を目的にアメリカに渡ったが，途中で方針を転換し，現在，UCアーバイン校において循環器フェローシップを行っている．臨床のみの毎日である．

専門医教育であるフェローシップ

　循環器フェローの主な仕事は，手技の習得やコンサルテーションである．また，レジデントの指導を行うことも重要である．病棟管理は主にレジデントの仕事であり，フェローが直接関与することはあまりない．

　ただし，レジデントの勤務時間は日勤帯と夜間帯に明確に分かれているが，フェローにはそういった制度が適用されず，担当の患者であれば，夜間に救急で呼ばれたりもする．

フェロー修了後は，その上のトレーニングというのは一般的にはないので，フェローとして勤務している間に，一緒に働いている医師から，「あと1年したら私と一緒にやらないか」と，声がかかることが多々ある．したがって，将来，ここに残りたいという特定の場所があれば，その地域でフェローシップをスタートするというのはよい考えである．

　給料は，レジデントより10％ぐらい高くなる程度であり，さほどよくない．フェローの場合はアルバイトもできるが，ビザの問題がないかどうか注意する必要がある．

　原則的には，正規の（ACGME認定の）フェローシップというのは，アメリカのレジデンシーを修了していなければ入れない．ACGMEというのは，Accreditation Council for Graduate Medical Education：卒後医学研修認定委員会の略である．ACGME認定外のフェローシップであればECFMGやUSMLEなしでも研修できるが，専門医受験資格は得られない．また，このような認定外のフェローシップは無給の場合もあり，注意が必要である．

　ただし，特定の手技のみを臨床留学のターゲットにしている場合には，ACGME認定外施設での研修は，レジデンシーを経ずに直接開始できるため，有用と思われる．UCアーバインには，治療内視鏡に特化した（認定外の）フェローシップがあり，日本人が研修していた．

■ 臨床留学してみえてきたもの

アメリカの研修はゴールが明確である

　昨今は，後期研修のオプションとして，臨床留学を考える人が増えてきたのではないだろうか．

　アメリカの場合，レジデンシーの意味が非常に明確である．3年間の研修が終われば，開業が社会的にも制度的にも公認される．すなわち，3年間のレジデンシーが終了し，専門医試験に合格すれば，一人前の医師とし

て認められる.

そして,あくまでサブスペシャリティのトレーニングとして,フェローシップというものがある.これは,循環器,内分泌といった,専門分野のトレーニングを行うためのものであり,再度,一般内科のトレーニングを行うことではない.

日本の場合,初期研修が終了した時点で,開業するだけの力量が身についているかどうかというと疑問である.アメリカのように,研修医の臨床能力や達成目標をチェックするシステムがないため,「医局に10年いたから,そろそろ開業してもいいのかな」などというように,「一人前の医師」の基準が曖昧である.また,最近よく,後期研修という言葉が聞かれるようになったが,日本では,内科の初期研修を修了したにもかかわらず,後期研修においても内科を選択するといったことが生じている.

この曖昧な日本のシステムに不安を覚える人たちが出てくるのは仕方がないかもしれない.そのため,臨床留学を希望する医師が増えているのではないだろうか.

病棟を統括する一般内科の存在

アメリカでは,一般内科が大きな力を持っている.内科であれば,病院の病棟は一般内科が全部押さえており,一般内科の医師がすべての入院患者の主治医になる.

したがって,循環器内科,呼吸器内科,消化器内科といった,サブスペシャリティの医師は,一般内科からの依頼で,コンサルタントとして病棟に入っていく形になる.臓器専門内科が独自の患者を持つことは原則ない.

日本における研修システムの一番の問題は,一般内科の概念がいまだにないことではないだろうか.昨今では,総合診療部というものが出てきたが,現状では他の診療科と同様の扱いであり,ローテーションの1つの枠を占めているに過ぎず,アメリカの一般内科に当たるような機能を果たしているわけではない.

今後,総合診療部のあり方を再検討することで,日本の医学教育が大幅

に改善される可能性がある．

日米の研究システムの違い

　日本では，医局員は様々な研究グループに割り振られて，助手や講師といった役職が，上の医師たちの意向を聞きながら研究を進めていく．すなわち，医局員は必ず教授のコントロール下に置かれており，そのまま自動的に研究生としても扱われる．

　一方，アメリカでは，研究（室）というのは原則的に医局に属さない（医局とは別組織である）．アメリカの医局には，教授，助教授，講師，助手，スタッフの医師たち，そして，実際に患者診療を行うフェローやレジデントがいるが，彼らは原則的に臨床専任スタッフであり，（日本のように半強制的に？）研究に借り出されることはない．

　アメリカの研究室は，医局所属ではなく，グラントを持っている個人に所属する．だから，循環器科研究室などというものはなく，普通は，グラントを持っている医師の名前を取って，「ドクター XXX の研究室」のように呼ばれる．研究者の雇い入れは，（もちろん医局ではなく）グラントを持つ個人の裁量に任されており，そこに，PhD や外国の MD が入り込む余地が生まれる．

　余談であるが，循環器関連の研究室に所属していたとしても，医局主催のパーティに呼ばれたりはしない（残念ながら）．研究室のメンバーは医局員ではないからである．

研究留学から臨床留学への移行

臨床留学の王道

　最初から臨床留学を目指すのであれば，王道としては，まず，USMLE で高得点を取る．そして，在日米海軍病院でエクスターンをする．そうすることで，アメリカ人医師の推薦状をもらうことができる．

レジデンシー・プログラムによっては，「アメリカでの臨床経験が1年以上ない人は，受け入れない」とした研修先もあるので，米軍病院での経験があれば，その基準をクリアできる可能性がある．そのほかアメリカの研修システムを取り入れている病院で研修をするという方法もあるし，野口医学研究所や東京海上日動メディカルサービスのプログラムも考えられる．しかも，研修前にStep 3まで合格していれば，ビザの問題もクリアできる．

　また，耳寄りな話として，2004年に米国内科学会（American College of Physicians；以下ACP）の日本支部が設立された．ここには，米国内科学会の上級会員FACP（Fellow of ACP）の称号を有している多くの医師が所属しているので，早速入会して，そういった医師たちからの強力な推薦状をもらうのもいいかもしれない．

臨床留学のステップアップとしての研究留学

　研究留学は，比較的容易である．日本の医局の理解が得やすいうえに，留学後に帰る場所がある．ECFMGも必要なく，基礎研究ゆえに高度な英語能力を求められることはない．

　臨床留学への前段階として，研究留学を行うのは王道ではないかもしれない．しかし，私のように，日本で研究を開始し，医局に紹介してもらって研究留学をし，アメリカでは研究を行いながらUSMLEを勉強して，研修先の医師の政治力を頼りに臨床研修先を見つけるという方法も，1つの選択肢としては存在する．

　実際に，多くの外国人医師たちは，研究留学を臨床留学への踏み台として使っている．

研究留学から行うことの利点と欠点

　臨床留学への移行を視野に入れたうえで，その第一歩として，研究留学を行うことの利点はいくつかある．研究留学中は自由になる時間が比較的多く，実験をしながら勉強できる．アメリカの生活や英語に慣れることが

できる．さらに，研究室が所属する病院の臨床のカンファレンスに参加することで，その期間中にコネをつくって，推薦状を書いてもらえるかもしれない．

また，研究業績は，レジデンシー修了後にフェローシップに出願したり，グリーンカードを取得する際には大きな力になるので決して無駄にはならない．

欠点としては，研究留学には非常に時間がかかるということが挙げられる．最低でも2年間は研究しないと，名の通った雑誌に論文を載せることは難しいのではないだろうか．

そのためにも，アメリカでの財政基盤が必要である．これはとても重要な問題である．家族でアメリカに渡って，家族と国内旅行に行ったりする経費などを入れれば，1年間に500万円くらいは必要である．それを2年間，もし無給でやるとしたら1000万前後かかることになる．

なお，研究留学でいい成績を出したからといって，臨床のポジションが保証されているわけではないことも留意しなければならない．

ビザの選択には細心の注意を払わなければならない

こうした欠点を踏まえたうえで，研究留学から臨床留学への移行を目指そうとする場合，J-1ビザではなく，できれば，H-1ビザを取得して，アメリカに入国することをお勧めする．

J-1ビザというのは，もともと交換留学生のためのビザであり，期限は研究留学の場合，最大で3年である．臨床留学では，最大7年まで有効である．ECFMGそのものがスポンサーになって発給されるビザなので，弁護士を介した面倒な手続きは必要ない．「研修先が見つかりました」という書類をECFMGに送れば，J-1ビザの書類が送られてくる．

ただし，J-1ビザにはtwo-year home country residence requirement，すなわち2年ルールというのが付く．J-1ビザの場合は，2年間自分の生まれた国に帰った後でないと，新しいビザの申請ができないようになっている．例外はないので，たとえ，このビザを持っている間に，アメリカ人

と結婚したとしても，このルールは外せない．その結婚に基づくグリーンカードをもらうためには，日本に2年間帰国した後でないとならないのである．研究のJ-1ビザから臨床のJ-1ビザへの移行は，制度的に不可能になっている．

H-1ビザとは，高度技術者を対象に発給されるビザである．日本の医大を卒業していれば，まず申請資格としては問題ない．最大6年間有効で，2年ルールは付かない．問題点としては，アメリカで給料を払ってくれるスポンサーが必要である．なので無給で留学する際は，このH-1ビザは発行されない．

そのため，最初は2 year ruleなしのJ-1ビザで渡って（研究のJ-1ビザには，2年ルールがついている場合とついていない場合がある），1年間無給で働き，研究室のボスに認めてもらって，2年目からは給料を出してもらい，ビザをH-1に書き換えてもらう人もいる．その際には，弁護士代が20万円くらいかかることを覚悟しなければならない．

臨床でH-1ビザを取得するためには，原則的にStep 3まで合格していなければならない．しかし，研修先が見つかって，H-1ビザを取得したいが，Step 3が間に合いそうもない場合もあるだろう．その場合は，もう1年待つという選択肢もあるし，次年度にマッチできるかどうか自信がなければ，嫌でもJ-1で開始するしかない．

最終手段としてはO-1ビザというものがある．これは優れた業績を過去に持っている人たちに発給されるビザである．もし日本でかなり研究業績があって，ペーパーもいくつか持っているという場合には，このO-1ビザで研修を始めることも検討されたい．

カリフォルニアレターとは

外国人の医大卒業生に必須のカリフォルニアレター

外国人の医大卒業生が，カリフォルニア州で研修する際には，カリフォ

ルニアレターという書類が必須である．Medical Board of California が発行する，この書類がなければ，カリフォルニア州での研修はできない．

カリフォルニア州は気候が温暖で，明るいイメージがあるせいか，研修先として大変人気がある．カリフォルニアレターは医師数制限のために設けられたハードルのような役割を果たしている．

カリフォルニアレターを作成するうえでの注意

まず，72週以上のクラークシップが必要である．これを「臨床実習」と直訳すると，日本の医大で基準を満たすところはない．

医学部教務係とうまくコミュニケーションをはかり，医学部4年生くらいからの臨床に関連した教育を（講義を含め），すべてこの時間の中に組み込んでもらうことで問題は解決する．

カリフォルニアレターは，現在，発行までに3カ月間ほどかかるので，早めに準備することが必要である．

決して諦めないことが留学への道を開く

臨床留学を目指すのであれば，決して諦めないことが大事である．たとえば，UCサンディエゴ校で外科のレジデントを行った若い日本人医師がいるが，留学前は，「外科のレジデントに，日本人が受け入れられることは絶対にありえない」と周囲から言われていた．しかし，彼はレジデンシーのマッチングのために，50万円前後のお金を使い，全米のすべてのプログラムに応募書類を送った．皆の言うとおり，1校も返事が来なかった．しかし，その医師は諦めず，スクランブルといわれる，空きがあった場合に応募できるというポジションで，1年間かぎりの外科のポジションを得た．

そこでたいへんな努力をし，1年かぎりの契約を2年に延ばして，3年目あたりからはなんと正規の外科のレジデンシーに入り込んで，今年，無事に卒業したのである．このように諦めずに頑張れば，道は自ずと開けるのである．

最後に，私たちの社会というのは，人と人とのつながりであり，一生懸命やっていると，周りの人が必ず助けてくれるものである．したがって，人間関係を大事にしてほしい．

　そして，日本人であることに誇りをもって仕事をしてほしい．日本人は，アメリカではとても好意的に受け入れられている．私は現在，患者を診察する際に，「日本から来ました」との自己紹介を欠かさないが，それで得をしたことはあっても損をしたことは一度もない．

　最後に，英語については，レジデンシーを行っている間にもどんどん上達するので，面接がうまく乗り切れるレベルがあれば，留学に踏み切ってもいいと思う．

chapter 3

帰国後フェローの報告

1. カナダ・ニュージーランド留学の収穫
～研究，臨床の両方を経験して～

国立病院機構長良医療センター心臓血管外科医長
富田伸司
JANAMEF Fellow 1997, 2003

期　間：1997年7月～2000年8月
　　　　2003年6月～2005年5月
研修先：カナダ・トロント総合病院心臓血管外科
　　　　ニュージーランド・オークランド市立病院心臓血管外科

留学を果たすまで

　佐賀医科大学の学部時代に，すでに臨床留学をしたいという気持ちはあった．しかし，その頃はほとんど何の準備もしていない．

　学部卒業後，心臓外科の医局に入局したのは，当時の胸部外科の教授がアメリカのレジデンシープログラムへの留学経験者と聞き，留学が比較的身近に感じられたからである．

　その後，様々な関連病院を回りながら，心臓外科医というのがどうあるべきか，あるいはどう選別されるべきなのか，また，実際に心臓外科医になって，自分がどれだけのメスを奮えるようになるのかといった，professional expectancy について考えるようになった．しかし，日本にいて，

答えは出なかった．

　というのも，日本では，希望する医師のほとんどが心臓外科医を称することができる．しかし，実際に執刀できる症例数は少なく，医局の流れの中で年齢を重ねるとともに，なんとなく心臓外科医を諦め，医局を去る医師も数多くいるというのが現状だった．このような日本のシステムに理不尽さを感じ，1992年に臨床留学をしようと決心した．

　実際にカナダの土地を踏んだのは，1997年であった．準備に5年ほどかかったことになる．というのも，当時，カナダの場合は，TOEFLが580点以上，TSE（Test of Spoken English）が50点以上必要であり，何度も試験を受けなければならなかった．また，当時はカナダに留学するためには，MCCEE（Medical Council of Canada Evaluating Examination）という，臨床医学試験にも合格しなければならず，結局，合格するまでに，試験会場のある香港に3回も通った．

　受け入れ先が決まっていたにもかかわらず，なかなか留学を実行することができないため，現在，心臓外科の中ではトップと言ってもいいほどの著名なタイロン・デイビッド医師（Dr. David）に「いつになったら来るのだ」「リストから削除するぞ」というようなことを言われていた．とにかく無給でもいいからと，研究でまず潜り込んだというのが実情である．

　行った先では，ドクター・ワイゼル（Dr. Weisel）という，心臓外科の中では心臓の心筋保護で有名な先生のもとで，細胞移植や再生医療に触れることができた．臨床留学に必要なすべてのテストに通ることができたのは，カナダに渡って1年経った頃だった．結果的には，研究と臨床の両方を行うことができたわけである．

　最近は，日本の専門医の資格を持っている場合にはMCCEEが免除になり，英語の試験さえ通れば，臨床ができるようになったと聞いている．

カナダで研究留学と臨床留学を経験する

　カナダでの留学先であるトロント総合病院（Toronto General Hospital）は，現在，年間1700例ほどの症例数がある．アメリカよりもやや保

守的とはいえ，文化圏はほとんどアメリカと同じであり，情報が入るのが早い．症例が多いために，コンサルタントと緊密な連携を取ることが難しく，また結果として，病棟管理や術前・術後全体把握に浅くしか関与できない状況にあったのが残念だった．

ちなみに，カナダでは，医学部卒業の時点で選抜が課せられ，カナダ全土で心臓外科研修を受けられるのは4人と限られている．そのため，かなりの症例数を経験できる．たいへん整備された教育システムだと思う．

当初は，リサーチ・フェローとして留学したので，年間300万円ほど諸費用がかかるだろうと試算し，最悪の場合，3年間はすべて無給であることを考え，900万〜1000万円ほど，かき集めてから留学に踏み切った．結果的には，1年後にクリニカル・フェローに移り給料は出たものの，実際の出費としてはそのくらいかかった．

帰国後，2度目の留学へ

3年間のカナダ留学では，研究・臨床の両方を経験できた．2000年に帰国し，2003年まで大阪・国立循環器病センターにおいて再生医療の研究室を運営した．しかし，やはり研究のみではなく，できれば心臓外科医のスタンスで，研究にも関わっていたいという気持ちがあったので，2003年から2年間，ニュージーランドに臨床留学し，心臓外科医としての研鑽を積んだ．

ニュージーランドでの留学先であるオークランド市立病院（Auckland City Hospital）は，イングランドの流れを引いていた．当時，院内だけで年間1600例ほどの症例数があり，個人病院からも年間600例ほど紹介されて来ていた．研究にはあまり熱心でなく，臨床をより重視していた．トロント総合病院よりもこじんまりとしている分，病棟業務，術前・術後全体把握，教育に深く関与できた．

現在，留学にあたって，英語に関しては，イングランドよりも高いIELST7.0が必要とされた．

聞くところでは，ニュージーランドは，初期研修を終えた一般外科研修

時に一度選抜があり，その次のステップである心臓外科研修時に再度選抜が課せられる．結果，研修を受けられるのは，1～2人というシステムになっている．それによりカナダ同様，2度目の留学においても，かなりの症例数を経験することができた．

帰国後，現在は岐阜の国立病院機構長良医療センターの心臓血管外科のユニットを運営しながら，京都大学において再生医療研究のスーパーバイズを行っている．

留学を実現させるためには

まず，留学への熱意が重要である．熱意が受け入れ先に伝わることにより，留学への道が開ける．

また，英語については，可能なかぎりトレーニングを積むことだろう．海外の学会で発言する際には，やはり英語が不可欠である．議論ができるレベルになければ，最新の情報に触れることはできない．

さらに，フェローシップを行うにあたって，当然，英語をひとつのツールにして，上の人や下の人とのコミュニケーションをはかる．

実際，フェローを一緒に行ったニュージーランドのインド系の医師と親しくなり，「もし何かあったら，頼むよ」と一声かけていたのがきっかけで，2度目の留学が実現した．やはりグローバル・コミュニケーションというのは大切である．

2. アメリカの救急救命士になって
～短期決戦で臨んだ留学への道～

東川口病院総合診療部科部長
北垣　毅
JANAMEF Fellow 2003

期　間：2002年7月～2004年6月
研修先：インディアナ・ユニオン病院

背水の陣で臨床留学を目指す

　高知医科大学を卒業後，日本で研修していく中で，どうしたらプライマリ・ケア，すなわちすべてを全体的に診る医師になれるのかということを考えるようになった．日本にはまだ普及していない「家庭医療学」をアメリカで勉強してみたいと思った．

　ただし，これまでを振り返ってみても，英語を勉強したことはほとんどなかったし，どうしたら留学できるのかさえわからなかった．そこで，当時，アメリカで研究者として働いている，日本人の先生に相談したところ，思いがけない言葉が返ってきた．「君はいつまで日本にいるのか」「本気でアメリカで学ぼうとする意志があるのならば今すぐにでも渡米して，文化や言葉に慣れなくてはいけない」と言われた．そのとき先生が言いたかったのは，日本にいながらたいへんな努力の末に米国の医師国家試験に合格して臨床留学を果たす一方で，その厳しさから途中で挫折していった者がいかに多いか，またそれはなぜか考えてみなければならないということだった．「確かに，若いうちにしか挑戦はできない．それは今だ！」と唇を噛み締めたのがまるで昨日のことのようである．

　そこで，救急の医局を辞め，そのあと約2年間かけて留学の資金およそ1000万円を貯めた．そして1999年にフロリダ州の救命救急士の学校に入学した．とにかくアメリカへ行って，直接臨床の現場に飛び込む覚悟だった．

最初は F-1 ビザ（学生ビザ）での渡米だったが，このビザはアメリカの大学や各種学校に入学できれば容易に取得できる．F-1 ビザから J-1 ビザへの変更も可能である．

アメリカの救命救急士となって経験を積む

日本で医師であっても，アメリカで救命救急士ができるわけではない．アメリカ人同様に，救命救急士の学校に入らなくてはならない．

日本人が少なく，物価が安く，治安がいいので，フロリダ州のオカラ（Ocala）という小さな街を選んだ．とくにコネや伝手があるわけではなかった．

アメリカの救命救急士は EMT（emergency medical technician；通常の救急士）と Paramedic（上級救急士）の 2 つに分かれる．私は，EMT のコースを選択した．

救急士学校は 1 クラス 40 人前後であり，私以外は全員アメリカ人であった．講師はほとんどがベテランの救急隊員であった．日本での救急隊の教育に比べ，アメリカは非常に実践重視であった．

日本で医師をしていた経験から，ペーパー試験は難しくなかった．しかし，実際に救急車同乗実習，救急センター実習を繰り返す中で，患者への対応に想像以上の困難を覚えた．英語の勉強はしていたが，実際の英語はスラングも多く，救急の壮絶な現場では通用しなかった．アメリカ人が話す言葉が日本で学ぶ英語ではないのである．言葉は生きている．だからこそ，早めにその国の文化や言葉を体験しろ，という教訓が身にしみた．

救命救急士で経験を積んだことで，いくつかの大きな収穫があった．1 つは，レジデントをはじめるのに相応しい英語力がついたことである．また，医療の最前線を体験できたことも大きい．それから，コメディカルの立場に立つことで，医療におけるチームワークの大切さというものを体感できた．

さらに，臨床留学への道の新たな選択肢をあとに続く人たちに呈示できたことも，自分の中では大きな収穫だった．留学前に，野口医学研究所の

留学プログラムの選考試験を受けたが，箸にも棒にもかからなかった．そのときに面接官の1人から，「君は情熱だけで留学ができると思っているのか」と言われ悔しい思いをしただけに，大きな自信になった．

研修先が決定するまで

各種試験には合格しているものの，ギリギリの点数の場合，マッチングが成立することはまずない．そうした場合，1つは，過去に日本人が留学したことのある場所を重点的に当たることをお勧めする．

また，PS（personal statement；自分をアピールする手紙）については，これだけで評価されることもあるので，誤字脱字なく，内容も吟味して書くことをお勧めする．

面接訓練については，私は，「どういうドクターになりたいのか」「その後，日本に帰ってどうするのか」といった，50通りぐらいの想定質問を用意して，それに対してすらすら答えられるよう毎日毎日，呪文のように唱えて練習した．これは非常に有効であった．

苦労の甲斐があって，インディアナ州ユニオン病院（Union Hospital）の家庭医研修プログラムとのマッチングに成功した．

家庭医療学のレジデンシープログラムで学ぶ

ユニオン病院では，家庭医学科だけがレジデンシープログラムを持っている．そのため，研修医には内科，小児科，産婦人科をはじめ，多くの専門科を経験する機会が与えられた．すべての科を学ばなくてはならない家庭医学にとっては，非常に条件の揃ったいい研修の場である．

2001年7月から研修が始まり，最初は産婦人科からであった．研修開始直後に当直を任され，日本では一度も分娩介助の経験がないのに，赤ん坊を取り上げなければならなくなった．その時は，いったいどうすればいいのかまったくわからずに日本に帰りたい気持ちになったことを今でも覚えている．

当初はわからないことだらけだったが，指導医からの懇切丁寧な指導を

もとに徐々に臨床能力を身に付けた．教官は家庭医であり，基本的には1人の教育担当から，循環器，整形外科，あらゆる疾患について教わる．指導に重なりや矛盾がなく，一人前の家庭医養成というゴールが明確であった．

家庭医の仕事には，緊急の救急や入院，在宅のカバーも含まれる．また，継続外来というのがあって，1年目から外来を持たされる．家庭医であるから，一家族全員を診るのであって，1年目で50家族，2年目で100家族，3年目で150家族ほどを担当した．

当然，家族内で起こるすべての問題を処理しなくてはならないので，何か問題が生じると，まず家庭医に連絡が入る．「最近，夫婦生活がうまくいかない」，「眠れない」，「こういうサプリメントはどうなのか」といった細部まで相談されるのである．したがって，コミュニケーション能力がとても大事になってくる．

そして，もう1つ，家庭医に求められるのは人間性である．臨床技術よりもまず訴えに耳を傾ける姿勢が何より重要である．

アメリカでは，入院時など，医師がカルテを書くのではなく，患者との対話をテープに吹き込んでおき，専門のタイプライターが活字にしてくれるディクテーションが一般的だが，研修当初は苦労した．きちんと話したつもりでも，あとからタイプでおこした自分のカルテを見ると所々空欄になっていた．タイピストが私の話す言葉が聞き取れないのだ．

悩んだ末に，やはり外国からアメリカに研修にきている同期の医師に相談したところ，「一生懸命努力しているのだから，気にすることはない」「わかりづらいならなんとか聞き取ろうと向こうでも努力すべきだ」と，瑣末な問題であるかのように言われた．この時に，「ああ，そうか，私はアメリカに英語を学びに来たのではない，医療を学びに来た，医学を学びに来たのだ」ということを思い出し，もう一回，原点に戻れた記憶がある．

研修医3人につき，指導医が1人つくことが多く，指導医とはよく話をした．実際の指導は意外にも，EBM（evidenced based medicine）──「ニューイングランド・ジャーナルはこうだ」とか，「こういうふうに『ハ

リソン』に書いてあった」というような感じ――ではなく，むしろ自分の経験ではこうだというような，経験に基づいた指導が多かったような印象がある．

専門外来クリニックでは，例えば整形外科をローテーションしていれば整形外科の個人開業のクリニックを，眼科であれば眼科のクリニックに行って，外来で患者を診た．手術に入るようなことはないが，プライマリ・ケアに関したことは身につきやすく，面白かった．

臨床留学をして感じた様々な思い

アメリカの医師に対する教育は，優れていると思う．医学部時代の教育についても，系統講義といわれる机上の勉強は医学部2年生まですべて終了して，卒業までの2年間は，研修医と一緒に病棟に張り付いて貴重な戦力になる．

研修医についても，QOLがしっかりしており，「いつ頃に開業する」といったように明確な目標を持つ人が多い．

3年間の研修を振り返ると，家庭医という立場上，患者とは厚い信頼関係を築くことができて充実していた．患者から温かい言葉をかけてもらったことも多々あった．

もちろん，辛いと思うこともあった．たとえば，最初の頃は何を言っているのかわからず気にしなかったが，実は自分を侮辱している言葉であったと気づいたときなどはそうだ．あからさまに差別的な態度をとられたこともあった．

わかってはいるのだけれど，英語力が足りず，言葉にできないことで他人のミスを押しつけられたこともある．患者から "Fire."（つまり，クビということ）「おまえなんかに診てもらいたくない」と言われたこともあった．

これから留学を考えている人たちへ

大事なのは，本当の目的は何かということを，自分自身で見極め，そし

てそれを常に心に抱いて行動することである．

　英語や臨床経験は，もちろんあったほうがいいが大した問題ではない．英語はどんなに上手な人でも，必ず壁にぶち当たるものである．言葉の壁はそれほど大きい．

　聞き取れないときには必ず，「もう一回，言ってください」と，わかるまで何度でも聞き返したらいい．よく聞き取れないまま，わかったような振りをして行動すると，大きなミスを起こす．「彼は英語をわかっていない」と思われたら，終わりである．

　最後に，臨床留学に関しては，留学すると決めたならば，期限を設けて短期決戦で臨んだほうがいいし，若ければ若いほうがいい．

　しかしその半面，留学だけがすべてではない，とも言える．たとえアメリカに行かなくても，立派な医師になれるのである．留学というのは，自分のスキルアップのための1つの選択肢にしか過ぎない．

　留学後，苦労して学んできた知識が日本で活かせるかというと，できる場合もあれば，できない場合もある．

　そういったことも踏まえて，留学する目的は何だろうかと自問すると，最終的には"自己満足"であったように思う．アメリカで，自分の力で努力して経験してきたことが，今後の日本での生活あるいは医師としての人生に対してプラスになればいい，というくらいに考えておいたほうがいいのかもしれない．

　それでも，留学を志す人に，道は開かれるのである．

3. 女性の留学を考える
～虐待が脳の発達に及ぼす影響を研究～

熊本大学医学部附属病院発達小児科准教授

友田明美
JANAMEF Fellow 2003

期　間：2003年4月～2005年10月
研修先：マクリーン病院
　　　　発達生物学的精神科学教室

子供連れの留学を決意するまで

　1987年に熊本大学医学部を卒業し，鹿児島や北九州で3年ほど実地研修をした後，熊本大学医学部附属病院の発達小児科において，主に児童精神科的な疾患を診察していた．

　その間に結婚し，2人の子供ができた．30代は子育てをしながら，仕事と家庭を両立した．この時は，将来，アメリカに留学しようとは夢にも思っていなかった．しかし，アメリカで脳科学を勉強したいという欲が30代の後半から徐々に出てきた．

　実際に，留学に踏み切ったのは42歳である．2003年から2005年まで，マサチューセッツ州マクリーン病院の発達生物学的精神科学研究プログラムに留学し，精神神経科の診療や治療，研究を行った．研究留学という形での渡米である．マクリーン病院はハーバード系列であり，日本でいうと国立精神・神経センターを少し大きくしたような感じである．敷地が広く，歩いて全周を回ると30分ぐらいかかる．

　Brain Bankには，ハンティントン舞踏病や，アルツハイマー病，それから神経性心疾患の難治の剖検といったものが，すべてサンプリングされており，とても素晴らしい施設がある．

　渡米にあたって，夫は日本に残り，子供2人（小5と中1）が同行した．

留学先の決定と留学資金を確保するまで

　留学先を決定するに際し，文献から面白い研究を見つけ，「あなたの所で，是非とも勉強をしたい」と e-mail でやりとりをして，受け入れをアプローチした．したがって，留学先の指導教授 Dr. Teicher とは，まったく面識がなかった．ただし，熊本大学に籍があり，留学に際しては休職という形をとるつもりだったので，無給でよいということをはっきりと伝え，受け入れを許可された．

　現実的には，やはり無給で留学するというのは，特に家族を連れている場合，財政面ではかなり苦しいものであり，お勧めしない．私の場合は，様々な助成を受けることができたこと，また大学に籍を置いていたこともあって，無給での留学に踏み切ったが，それでも経済的には苦しい状況だった．

　というのも，留学先のボストンは物価がかなり高く，家賃は月々 2100 ドルだった．休職中に出た給料は，ほとんど家賃に消えた．

　また，アメリカは医療費がとても高い．保険に入っていても，例えば，歯の予防的な検診をするだけで予防保険でカバーできる分は消えてしまう．実際，私は留学中に歯科治療をしなければならなくなり，総額 100 万円弱かかった．このように，日常的な生活費だけでなく，臨時の出費もあることを考えておくべきである．

　経済的に厳しい状況もあって，指導教授である Dr. Teicher に場を設けてもらい，「財政的にやっていけないから，給料を出してほしい」「これとこれは，研究を終えて，帰国したい」「2 年目と 3 年目に，こういうことをしたい」ということを詳細に話し合った．その結果，2 年目からは，マクリーン病院より給料を約 600 万円もらうことができた．そのうえ，2005 年 4 月からは，日米科学技術協力事業「脳研究」分野の共同研究者に選ばれたこともあって，2 年目以降は比較的，経済的な余裕を持てた．

留学先の研究環境

　マクリーン病院では，幼児期に性的な虐待，いわゆる childhood sexual abuse を受けた時に，脳にどういった問題が起こるかということについて研究した．その研究は現在も継続中であり，マクリーン病院から招聘を受けるという形で，2カ月に1回は渡米している．

研究室には，ギリシャ，韓国，フィリピンなど，様々な国から来た研究者が在籍しており，英語があまり上手でなくても，皆が一生懸命に耳を傾けてくれたので，とても居心地が良かった．

留学していた3年間に，ボランティアで，7人のリサーチ・アシスタントが私のもとに集まってくれた．まだ20代前半で，ボストン大学やハーバード大学，アトランタのエモリー大学の学生でもあった彼らは，大学卒業後は医科大学に入り医師を目指す者や博士課程に進学するという目標を持っていた．

彼らのモチベーションには，目を瞠るものがある．ボランティアで，夏休みの2カ月間，毎日，研究室にやってきては，真摯に仕事をこなしていくのである．そして，様々なディスカッションをしていく．納得できないところは，積極的に質問してくるし，フランクでもある．日本の学生にも，こういったことがあれば，学部卒業後に役に立つのではないだろうか．私にとっても，若い世代のジャンクな英語は非常に勉強になった．

Dr. Teicher は，優れた仕事をすれば，様々なプレゼンテーションをさせてくれた．そのため，留学中に6回ほど，様々な学会で発表することができた．その際の旅費は研究費から出してくれた．

研究室には，女性の研究者が多く在籍しており，キャリアとして働いていた．

留学先での具体的な研究

子供は学童期，思春期を経て，大人になるまで，脳が発達していく．その間に受けた虐待という激しいストレスの衝撃が，脳にどういった影響を及ぼすかということについて研究する中で，verbal abuse と sexual abuse について注目した．

5，6歳前までに虐待を受けると，非常に残酷な，忘れられないような

傷を負う．例えば sexual abuse の場合，実の兄から毎日，それも 10 年間にわたり虐待を受けたというケースがあった．

　Verbal abuse，暴言というのは，大人が子供に「お前は死んだほうがいい」ということを，朝から晩までずっと言い続けたりするようなことである．そういった虐待を受けた子供たちが大きくなった時に，どういった問題が起こるのだろうかというのが研究テーマであった．

　子供時代に虐待を受けた影響は，PTSD や Depression，自殺といった問題を起こすだけでなく，攻撃的・衝動的な反社会的行動，非行，drug abuse，アルコール依存症などといった，様々な問題が生じてきたりする．そのため，児童虐待は早期に発見して，対応していかなければならない．実際，私たちの研究では，MRI で被虐待児の視覚野の容積が減少していることがわかって，虐待が脳に及ぼす影響の大きさに驚いたものである．

　脳の発達というのは，本来有している素因だけではなくて，環境に強く影響される．視覚野というのは，11 歳までに虐待を受けると，取り返しのつかないトラウマができてしまうということが研究によってわかってきた．虐待を受けた期間と脳の容積というのは，明らかに負の相関が見られ，虐待を受けた期間が長ければ長いほど視覚野の脳の容積も減少するのである．

　この研究内容については，2006 年 6 月に出版した，『いやされない傷──児童虐待と傷ついていく脳』（友田明美著，マーチン・H・タイチャー監修，診断と治療社）に発表した．

　アメリカでは，児童虐待の報告は年間に約 300 万件，10 秒に 1 回のケースである．死亡児童数も多い．それだけ注目されており，12 歳ぐらいまでは，親あるいは保護者がいないときに子供を置いたまま出かけてはならない．

　何かあったら，虐待の疑いがあるということで通報されてしまうのである．私も仕事をしている間は，安心できる人に頼んだり，ベビーシッターを頼んだり，ある程度大きい子供たちに頼んだりしていた．子供連れの留学の場合は，その点に気を付けなければならない．

女性の留学を考える

　幼い子供を連れて留学する場合，デイケアは不可欠である．しかし，ボストンの相場では，０歳児は週5日で月額2500ドルと，かなりの費用となる．それ以外におむつ代，ミルク代，様々なケアサポートのためのお金が必要である．それから，子供が病気でデイケアに行けない場合は，ピンチヒッターとして care giver を雇う必要がある．

　こうした人を雇うお金がなければ，デイケアではなく，ファミリーケアを選択せざるをえない．相場は1日に約55ドルと言われる．しかし，ファミリーケアでは，０歳〜3歳といった年齢の子供が一緒にされて，しかも普通の家でケアされることが多い．その結果，赤ん坊と犬猫が一緒の所にいるといったことも生じる．

　子供連れで働くというのは，やはりアメリカでも，日本と同様に大変なのである．しかし，アメリカの大学は，日本よりサポートが整っている印象がある．実際，マクリーン病院の中にデイケアがあり，何かあったらすぐに連絡をくれるような環境，サービスが整えられていた．看護師も常駐しており，適切な処置をしてくれる．

　そういったサポートを利用することで，女性が子供を連れて，留学することが，これからますます増えてくるといいと思う．

4. トロント小児病院脳神経外科における臨床留学の意義
〜多くを犠牲にして得た人生の真実と使命〜

日本医科大学付属病院高度救命救急センター

荒木 尚

JANAMEF Fellow 2001

期　間：2001年11月〜 2005年8月
研修先：トロント小児病院脳神経外科

なぜカナダを留学先に選んだのか

　未熟児で産まれた私は生後6カ月にイレウスを患い緊急手術を必要としたという．外科医だった父は，在籍した医科大学の教授と共に執刀し，私の命を救った．この経験は，私が小児医療に携わるうえでの大きなモチベーションに変わりない．

　1992年に医学部を卒業し，研修を終え，脳神経外科専門医を取得した．受け持った患者にベストを尽くしたいという気持ちは常にあった．教科書を読み，臨床に明け暮れ，手術を学んではいたものの，漠然とした"本物への憧れ"は膨らみ，日本で学ぶには限界があるのではないかと感じた．あるときまたイチローや小沢征爾の活躍を目にしながら，自分は医師として，世界基準ではどの程度の位置にランクしているのだろうかということも知りたいと感じるようになった．そのうえ小さな頃から，どうしたら自信を持つことができるのだろうかと問い続けてきた．私は留学という行動の中に，自己の可能性についての解答を求めたかったのかもしれない．それには，人生の苦労を買ってでも行い，"人間力"を身につけることだ，と無鉄砲なことを考えてもいた．

　日本医科大学付属病院の救命救急センターにおいて，小児重症頭部外傷に対する低体温療法の有効性に興味を持ち，調査していた．2001年，トロント小児病院で，低体温療法の randomized controlled trial が始まったことを知った．この千歳一遇のチャンスを逃す法はないと思った．33

歳だった．研究経験はまったくなく，付け焼刃の研究留学をするほどの勇気はなかったため，臨床留学を希望した．

　英語の習得には苦労した．TOFELを13回，TSEを8回受験し，おそらく400万円前後のお金を英語の勉強のみに費やした．英語力については，とやかく言われるが臨床留学を希望するなら，例外なく準備が必須であると言える．乏しい英語であっても温かく理解しようとしてくれた家族や同僚に助けられながら，少しずつ信頼を得ることができたように思う．

　就業の条件をやっとの思いでクリアしたと思ったのもつかの間，さまざまな事務手続きが待っていた．カナダでの臨床留学を行う外国人医師に必要なビザを申請し，それからオンタリオ州の労働局労働者登録の認可が下り，オンタリオ州に医師免許登録を行い，それからトロント大学の大学院生の登録を行うまで，これらの手続きに実に9カ月を要した．アメリカと比較すると，カナダへの臨床留学は，保守的な面がやや強く，手続きが煩雑な傾向があるかもしれない．

臨床留学に求めたもの

　私の臨床留学の目的は，小児頭部外傷治療の基準を学ぶこと，小児重症頭部外傷の治療戦略としての低体温療法の実際を学ぶこと，そして，多くの小児神経外科疾患や神経疾患というものを経験することだった．トロント小児病院は130年の歴史があったが，その中でも脳神経外科はtop priorityの部門であり，非常に多くのものを学ぶことができた．診療部長のDr. Drakeやトロント大学脳神経外科ChairmanのDr.Rutkaは私にとって生涯の師となるであろう．

　異文化を経験することも留学の目的の1つだったが，トロントは全世界80の民族からなる多民族都市であり，一都市にいるだけで様々な文化と遭遇することができた．特にアメリカのイラク攻撃が開始された際，イスラム系民族の怒りを目の当たりにした．日本にいると，民族の対立や共存ということを実感することはまれであるが，地球規模で何が起きているかということを学ぶことができたように思う．

トロント小児病院で経験した症例

　留学先のトロント小児病院では，外科手術，on call，emergency の対応，そして，trauma team に入り診療に携わった．

　留学期間中に経験した開頭は 158 例，CSF diversion（VP shunt, shunt revision, EVD）は 102 例，Baclofen pump insertion は 6 例，脊椎疾患は 5 例，頭蓋頸椎移行部疾患は 5 例，さらに腕神経叢麻痺に対する移植術 2 例，AVM や aneurysm of galen などの血管障害の治療は 5 例行った．移民の多いトロントではまれな感染性疾患を経験した．日本ではみられないような頭蓋内膿瘍や中枢神経感染症といったものが多くみられた．

　開発途上国からの移民の中には，脊髄髄膜瘤，脳瘤といった先天異常を抱えてカナダを訪れる場合も少なくなかった．頭蓋縫合早期癒合症の手術も行った．

　児童虐待症例の経験は貴重であった．特に病院内診療チームの機能や確立された報告体系には感銘を覚えた．小児外傷におけるチーム医療が確立され，診療の効率性を評価された．頭部外傷疾患に関しては，23 例の開頭術を経験した．ICU における頭蓋内圧亢進の治療は ICU 担当医と共に行った．

父の死と留学の完遂

　留学を始めてちょうど 1 年半経った 2004 年 1 月，父の肝臓がんが発見されたという知らせを受けた．その時点で留学を中断し帰国した．精査の結果，末期がんであり余命は数カ月ということであった．各種治療の適応は否定された．兼ねてから自宅での死を希望していた父は自宅で療養を続け，3 カ月後安らかに息を引き取った．その間，長い親子の会話をもてたことが今となってはせめてもの慰めである．

　父は「お前は将来の医学のリーダーになりなさい」「留学を完遂しなかったら，今まで頑張ってきた意味がない」――ある時，かけてくれたその言葉が今も私の心の中に鮮明に残っている．

　一方，父が 36 年やってきた地元の診療所を閉じること，そしてそれに

伴ういろいろな問題があったが，母や妹が快く背中を押してくれたことで再度渡航することを決心した．

トロントに戻ると，病院のスタッフは温かく包み込んで迎えてくれた．確かに，言葉の壁はあった．人種による差別も確かに経験した．しかし留学を通して，日本では受けたことのなかった誠意を次々と受けるたびに，私自身が持っていた"ドライな欧米人"という固定観念の揺らぎを感じずにはいられなかった．人間は，誠意ある姿勢や真摯な態度にいつか頭を下げていく．それは世界中いかなる民族であっても同じなのだと心から感じることができた．

人生を辛抱強く進んでいく"しなやかな強さ"に，人はいつか親愛の眼差しを向けてくれるということを，このトロントでのいくつもの出会いと触れ合いを通して知ることができた．そして私は探し続けてきた"自信"という，非常に大きなものを実感した．

夢を残すという義務

臨床留学することで，日本の医療の様々な問題点が少しずつ見えてきた．カナダに1台しかないgamma knife unitが小さな国土の日本には数十施設以上も存在している．トロントではMRI撮影の予約待ちが3カ月前後である一方，日本では開業医のオフィスで当日簡単に施行できる．反面，"脳神経外科専門医"が5000人以上もいながら，1施設あたりの手術数で年間1000例を超える専門医修練施設はほとんどなく，基本的手術手技を習得するための十分な環境が整わない現状が依然としてある．

特に小児脳神経外科というさらに細分化された専門性が確立されていく世界基準に対応して，果たして日本は順応できているのであろうか．

後進たちが将来に夢を持てるように，私自身が真摯に臨床にあり，誠実な診療を続けながら，また時に留学体験を伝えながら，依然多くある日本の医療の問題に立ち向かうための問題意識を次世代に伝えていくことが，課せられた義務ではないかと考えている．そして，そうしていくことが，私の留学を支えてくれた人々にできる人生の恩返しなのだ，と信じて生き

ていきたいと思う．
　さまざまな疾患を有する子供たちに関わり，共に病魔と闘い，おそらくその子供たちの中から，医師を目指そうと考える子が現れてきてくれる．そして，次の世代には彼らが未来の病める子供たちを救っていってくれるだろう．そういう輪廻転生みたいなものを強く信じている．それはかつて生かされた私の，愛すべき父母への感謝であると信じてやまない．

chapter 4

〈パネルディスカッション〉
留学経験を帰国後の臨床に生かすために

座長
名古屋大学医学部附属病院総合診療部教授—伴　信太郎

パネリスト
ピッツバーグ大学内分泌内科助教授—赤津晴子
カリフォルニア大学アーバイン校循環器内科—齋藤雄司
国立病院機構長良医療センター心臓血管外科医長—富田伸司
東川口病院総合診療部科部長—北垣　毅
熊本大学医学部附属病院発達小児科准教授—友田明美
日本医科大学付属病院高度救命救急センター—荒木　尚

■ すぐれたレジデントの条件とは

伴　それでは，これまでの各講演者のお話を踏まえて，会場からの質問を受けていきたいと思います．

——アメリカでは，evaluation がシステムとして，うまく機能していると聞いています．指導教官がレジデントを評価し，レジデントが指導教官を評価した結果というのは，どのように生かされているのでしょうか．また，臨床医への教育というのは，短期間で結果が出るものではなく，かなり長期的になると思いますが，アメリカでは臨床教育を評価する「追跡調

査」のようなものはなされているのでしょうか．

赤津 前半のご質問に関しては，evaluationの結果は深刻に受け止められ，その後の様々なプロセスに反映されるとお答えすることができます．レジデント，学生は1カ月ごとにローテーション先が変わりますので，毎月ローテーションの最後にevaluationが行われ，そのevaluationの結果は個人個人のファイルに蓄積されていきます．3年間のレジデント研修であればあば，その3年間のすべてのevaluationをもとに，次の仕事のための推薦状が書かれます．

　また最近360 degree evaluationということをよく耳にします．これは言うならば，縦，横，斜めからもevaluationをおこなうという意味です．例えば，レジデントは指導教官からも，一緒に仕事をした看護師やコメディカルからも，教えている医学生からも，受け持った患者さんからも，評価を受けるというやり方です．同僚同士でも少しずつevaluateするようになっています．

　後半の追跡調査に関してのご質問に関しては，全米で，何年度に卒業した学生で，小児科に進んだ卒業生は何％であるとか，医学部職に就いた卒業生は何％であるといった追跡調査は行われています．しかし臨床医としての力量評価のような追跡調査結果はまだ見たことがありません．

── 現在，bedside learningとroom-based learningとの間に，大きなギャップを感じています．アメリカでは，臨床医教育に，なだらかなカリキュラムが取り入れられているというお話でしたが，そうしたギャップをどのようにしてなだらかにしていくのか，具体的に教えてください．

赤津 教室からベッドサイドへのギャップ減らしの例として，例えば，ピッツバーグ大学1年生の解剖の授業の例をご紹介します．ピッツバーグ大学では，解剖学の授業に臨床を意識したPBL（problem based lear-ninig）が採り入れられています．

私も解剖学のPBLをオブザーブしたことがあるのですが，医学部に入学して1カ月も経たない1年生の学生が，こんなPBLの症例を討論していました．"スーパーマーケットから出たところで，40歳代の女性が無差別発砲に遭い，首にピストルの弾を受けてしまった．その女性は「キャーッ，助けて」と悲鳴を上げた"．といったはじまりです．首の解剖を勉強している学生に，これだけの情報から，patient managementの討論をやらせるわけです．

　まず，この女性は生きている．そして，声を出すことができたということは発声のために必要な首の組織がまだ正常に機能している，といった患者のアセスメントからはじまって，では，弾は実際に首のどこに入ったのか．もしこのまま放置していたら，どうなるのか．もしこういった所見があったら，どこがやられたこととなるのかなど，勉強中の首の解剖の知識を駆使してこの症例を掘り下げていきます．

　これは，まさに教室とベッドサイドのジャンプを除く試みの1つではないでしょうか．このように基礎科目であっても，臨床を意識したPBLをアメリカでは多く活用し，クラスルームと病棟のつながりを持たせています．

――アメリカでは，MDとPhDの教育が分かれているということですが，臨床をしつつ，研究もしていきたいというような学生の場合は，どのような教育がされているのですか．

赤津　1つのやり方は，学部を卒業してから，MD/PhDコースに進学することです．MDは一般的に4年間です．PhDも4，5年です．MD/PhDコースの場合はその複合ですから，6〜8年の長いコースになります．

　MD/PhDコースに進学した場合には，まず最初の2年間はMDコースの学生とまったく同じカリキュラムで，解剖や薬理といった基礎医学を学びます．その後，MDコースの学生は，3，4年生で病棟に出て臨床実習をしますが，MD/PhDコースの学生は，2年間が終わった段階で，PhD

コースの1年生となります．例えば，分子生物学のPhDであれば，分子生物学の博士過程の1年生の学生と一緒に，講義に出，試験を受け，単位を獲得した後，論文テーマを選び，研究を行い，論文をまとめます．そこまで終わった段階で3年生のクリニカル・クラークシップに戻ります．

もう1つのやり方は，学部卒業後MDコースに進み，臨床医となり，レジデント研修のあとフェローシップに進み，フェローシップの時期より，研究キャリアをはじめるやり方です．というのも，フェローシップ研修では，必ず研究と臨床の両方をやるようになっているからです．レジデント研修でも多少研究時間を取ろうと思えば取れるのですが，まとまったことを行う時間は通常ありません．

実際，現在アメリカの医学部で研究に従事されておられる教員の皆がPhDを持っているわけではまったくなく，少数のMD/PhDあるいはPhDの先生方以外は，皆MDの先生方が活発な研究活動を行っておられます．

——アメリカでは具体的にどういったレジデントが高い評価を受けているのでしょうか．

赤津 現在，アメリカではACGME（Accreditation Council for Graduate Medical Education；卒後医学研修認定委員会）が"6 competencies"として patient care, medical knowledge, practice-based learning and improvement, interpersonal and communication skills, professionalism, systems-based practice といった6項目をレジデント研修の到達目標に掲げています．この6項目すべてにわたってレジデントは評価されますので，すべての項目にたけているレジデントが，全体として優れたレジデントとして評価されます．

留学と家族の問題

——留学に子供を一緒に連れて行く場合，どういったことに気をつけて，

留学先をリサーチすればいいのでしょうか．

友田 子供の年齢にもよります．それに子供の場合，予防接種が必要十分条件です．私の場合は，自分が小児科医というのを利用して，自宅で渡米前の1カ月に hepatitis B，それから，はしかの予防接種も，当時，日本では1回で終生免疫としていましたが，向こうは原則的に2回なので，それもしなければなりませんでした．予防接種の基準が異なるので，早めの準備が必要です．

それから，日本の学校から転校するという形になります．ですから，日本の学校の校長先生に在籍証明書を英語で書いてもらわなくてはなりません．やはり，そういう時は，余裕を持って頼まれることをお勧めします．

向こうでのサポートも必要です．子供というのは，大人以上にストレスに弱いからです．私の場合は，English as a second language（以下，ESL）ということで，ESLのチューターを付け，毎日，来てもらいました．というのも，子供たちの宿題は大人でもできないくらい膨大で，例えば1冊のこんな厚い本を1週間で読んで，レポートを書きなさいというような宿題が小学校4年生に出るのです．

また，子供が「ピアノを弾くと，気が楽になる」というので，ピアノのレッスンをさせたり，夏休みは思いきり遊ばせたくて，メイン州にある，8週間のガールズキャンプに行かせたりしました．こうしたことには，とてもお金がかかります．ですから，子供を連れて行く場合は，そういった出費も含めて考える必要があります．

——現在，勤務している病院を辞めて，アメリカ臨床留学の準備に一本化する場合のデメリットはどのくらいなのでしょうか．

齋藤 私がアメリカに最初に留学したのは，32歳の時でした．妻と一緒に行きました．もし，家族がある場合は，自分の夢だけを追うことはできない現実があります．

そのため，私の場合，失敗したときに，どのようなリカバリーの方法があるかというのを常に考えていました．日本では，医師免許を持っていれば，キャリアプランの方向は多少かわったとしても，日本全国どこでも必ず働けるので，アメリカ臨床留学の準備に一本化して，もし失敗しても，家族を路頭に迷わすことなく養っていけるという利点があります．

富田 私は研究留学から臨床留学に移行しましたが，留学当初は大学の医局を休職してカナダに渡りました．2年以上になると，休職を延長できず，退職になってしまいます．そこで，教授に相談をしたところ，ちょうど臨床留学に移行したばかりでしたので，「せっかくそこまでやったのだから，やれるところまでやってこい」「もし，それで，いよいよとなったら，骨でも拾ってやるぞ」という一言をいただきました．そのことが，実際に医局を辞めることになっても，何らかの形で精神的なバックアップになったと思います．

ただ，そう言われたからこそ，絶対に元に戻らないぞという強い気持ちも沸きました．結果的に，医局というしがらみがなくなったからこそ，その後，様々な人と友人になれたり，本当のことを話し合えたりといった，人間関係が広がったということはありました．

今回のセミナーのような会合もありますし，様々な場所でコミュニケーションを広げていけば，もし仮に退路を断ったとしても，様々な形で繋がりは広がっていくのではないかと思います．

臨床と研究のバランス

——アメリカの臨床教育に憧れていますが，その他に，基礎の研究もしてみたいと考えています．齋藤先生は研究留学を始める時に，臨床留学に切り替えることを考えたうえで渡米されたのでしょうか．

また，フェローシップが終わった後の研究と臨床のバランスについて教えてください．

齋藤 私が研究を始めた動機は，まったく不純で，アメリカに行きたかったのです．研究をやっていれば，いつかは海外に留学できるだろうと，その程度の理由で始めました．

というのも，その当時は，ECFMGやUSMLEはものすごく垣根が高く見えて，正直なところ臨床は考えていませんでした．渡米してからも，最初の1年は考えていませんでした．

ただ，最初の留学先は非常に不満で，毎日，文句ばかり言ってくすぶっていたような状態で，はっきりいって失敗でした．たまたま南カリフォルニア大学で小児科のレジデントをやっていた友人が，私のそんな状態を見かねて，「そんなことをやっているのだったら，アメリカの臨床をやってみたらどうだ」「こちらの臨床は素晴らしいぞ」というふうに言ってくれたのです．

そのことをきっかけに，USMLEの勉強を始めました．渡米してから1年くらい経ってからですね．ですから，日本から出る時には，研究から臨床に切り替えるというプランはまったくありませんでした．研究留学をし，2，3年したら日本に戻ってくるつもりでした．

運が良かったのは，私はH-1ビザで渡米していたということです．J-1ビザで，研究を始めていたとしたら，ビザの切り替えがうまくいかなかった可能性が非常に高いです．

他にも，研究と臨床を両方された女性医師がいます．UCLAに研究留学で渡米され，ハーバードのロースクール出身の方と結婚され，ビザの問題が解決して，レジデンシーをやられました．彼女の場合は研究志向であり，今はUCLAで臨床のフェローをやりながらリサーチもやっておられます．

フェローシップというのは，研究志向の人を優先的に採る傾向があります．特にアカデミックなプログラムの場合は，研究に興味を持っている人を優先的に採ります．ですから，「あなたはここのプログラムを卒業したら，臨床と研究を何％対何％の割合で，自分の時間に振り分けたいですか」という質問は，よく聞かれます．前出の女性医師は，「90％，リサーチをや

りたいです」と，はっきり言ったそうです．そこで，プログラム側がすごく喜んで，彼女を採用したようです．

フェローシップというのは，レジデンシーとは少し性質が違います．それは覚えておくといいと思います．

富田 私は，臨床医学をしたかったのですが，試験に通らないという事情もありましたので，まずリサーチフェローで入りました．1年間のリサーチフェローをした後に，クリニカルフェローのポジションに就くことができました．結果的にはリサーチも続けたので，研究を3年，臨床を2年やったという形です．

というのも，トロント総合病院には，研究所が併設されており，1年目でリサーチをやっているので大体の状況がわかるのです．臨床に移っても，on callのときはICUの心臓外科のユニットの患者40人ぐらいを1人で診るわけですけれども，今日は落ち着いているなと思うと，研究所のブタの世話をするわけです．両方をできたことは，とてもよかったです．

ただ，その後，日本に帰って，どちらを選ぶかといったときに，完全にリサーチはやめて臨床に埋没できるような環境が，心臓外科医としてあるかどうかというとなかなか難しい状況です．

たまたま，そういった時に，国立循環器病センターで再生医療のラボをつくることになり，室長というポジションでラボを開いてくれないか，という誘いの電話が自宅に直接ありました．おそらくアメリカの学会で，私の名前を聞いて，問い合わせが来たのではないかと思います．そこで，帰国して3年間はリサーチをしました．

AHA（American Heart Association：アメリカ心臓協会）あるいはATS（American Thoracic Society：アメリカ胸部疾患学会）などで，心臓外科領域でいわれる「アカデミック・サージェントとは何ぞや」ということを，よく議論していますが，日本では，アカデミック・サージェントではない医師がアプローチしているというのが現状です．

というのも，日本では，臨床のみ，研究のみという二極化が顕著なので，

私の目標としては，両方にコミットできるような形でできればと思っています．

赤津 アメリカのフェローシップは，臨床と研究の2本立てでトレーニングが行われます．例えば，私は内分泌内科フェローシップを行いましたが，内分泌内科のフェローシップは，専門医資格を取得するためには最低2年間のフェローシップトレーニングが必要です．1年目はほとんどが臨床ですが，2年目は週1回の自分の外来を除いて，それ以外は研究となります．1年だけで研究をまとめるのは大変なので，多くのフェローは3年間フェローシップを行い，後半の2年間を研究に費やします．

　フェローシップを終わった後は，大きく言って2つの道があります．開業医として専門の臨床一本で行う場合と大学職に残り，研究，臨床，教育を行う場合です．私は後者を選びました．

伴 荒木先生は，クリニカルフェローを終えられましたが，補足はありますでしょうか．

荒木 そうですね．私はクリニカルフェローを2年経験し，8カ国ぐらいの，日本以外の国からのフェローと付き合いがありましたが，そもそも彼らは，カナダのトロント小児病院に来る目的というのがはっきりしていました．

　また，カナダは2 years ruleといって，やはり大体2年後に帰らなくてはならないというルールがありますので，フェローシップが終わったあとに，外国人の人たちがカナダ国内にスタッフとして残っていこうという姿勢は，あまりありませんでした．

　その代わりトロント小児病院のクリニカル・フェローシップを修了したという事実が，それぞれの国に戻れば非常に特権というか，ネームバリューを持つ病院ですので，例えばイギリスやイタリアから来た医師たちは帰国後，特別なポジションに就いていました．

残念ながら，日本では，トロント小児病院でクリニカル・フェローシップをやって帰ってきても，特別なポジションに就くということはありません．トロント小児病院の脳神経外科という知名度そのものが，日本の脳外科の中でさほどないからでしょう．
　ただ，自分の中では，世界のレベルにまで追従していく仕事をしなくてはいけないな，というモチベーションにはなります．

――臨床留学を，サブスペシャリティを磨くための位置づけとして捉えた場合，レジデンシーを経ずにフェローになるというのはすごく魅力的なのですが，実際にはどれくらい実現性があるものなのでしょうか．ACGME（Accreditation Council for Graduate Medical Education：卒後医学研修認定委員会）の認定外の施設であれば可能であるというお話がありましたが，詳しく教えてください．

齋藤　ACGME は，アメリカのレジデンシーやフェローシップを公式のプログラムであるかどうかを認定している機関であり，ACGME が認定した施設でレジデンシーを終えられれば，Board Exam が受けられます．
　ACGME に認定されていないフェローシップのポジションというのは，例えば大学の教授が，自分の持っているリサーチ・グラントや，企業や製薬会社からもらった資金をもとに特別に雇うものです．まったく個人的なポジションの場合もありますし，半ば公的なポジションの場合もあります．しかし，いずれにせよ，ACGME に認定されていないポジションでは，研修を行ったといっても，アメリカの board を受ける資格はもらえません．
　ただ，例えば UC アーバイン校には，advanced fellow という，フェローの上にあるポジションがあり，治療内視鏡にかぎって研修できます．その後，アメリカに残って何かをやるというときには役に立たないかもしれませんが，もともとその方面の技術を磨いて日本に帰るという目的であれば，非常に効率的な方法だと思います．
　ところが，そういうポジションを持っている大学自体，ものすごく限ら

れています．情報のアンテナを張って，自分で見つけ出さなければなりません．

荒木 カナダの場合は，基本的にフェローシップというのは international medical graduates といって，カナダ以外の国からも，2年間の制限を持って受け入れています．つまり，レジデンシー・プログラムからフェローシップに入るコースとはまったく別個です．

ですから，日本人に開かれている道は，international medical graduates と，カナダの大学を卒業するという正規のステップの2つだけだと思います．

有効な recommendation letter を得るために

——臨床留学をする際には，recommendation letter が一番大事なことだと思いますが，なかなかそういうコネがありません．実際に，先生方はどういう風にして recommendation を依頼されたのでしょうか．

荒木 Recommendation letter は，教授のような高い地位にある方は，基本的に拒否してはならないと思っています．

ですから，出身大学や，現在，働いていらっしゃる病院関連の教授に，「ここの大学に留学したいから，recommendation letter を書いてください」とお願いすれば，基本的にはどの教授もそれを出さなくてはならないと思います．

私の場合は，トロント小児病院という目的がありましたので，トロント小児病院の脳腫瘍外科の教授が学会においでになるのを調べて，その学会に私が出向き，お願いをしました．

北垣 私は，recommendation letter は出所が大事だと思います．今はどうかわかりませんが，私が留学する前は，日本からの recommendation letter はほとんど意味をなさないような印象でした．東京大学，京都大学といっても，アメリカからしてみればどれほどのレベルの大学かわかりませんので，私としては，アメリカにいる日本人医師，もしくはそのポジションにある方に連絡してもらって，できるだけ自分を売り込んで書いていただくことをお勧めします．

　私がフロリダに留学した時には，京都大学の助教授がフロリダ大学に移植を学びに来ており，その先生にお願いして書いていただきました．

　アメリカ人は，recommendation letter をなかなか書いてくれません．よほど知り合いになって，自分を売り込まないと書いてくれないので，そういう機会がない場合は，日本人であるというところを利用することをお勧めします．

赤津　私は，学生やレジデントの方のために recommendation letter を書いている立場でもありますが，一方で，ピッツバーグ大学の内科レジデントの選考委員として応募者の recommendation letter を読む側にも立っております．その読む側からコメントさせていただきますと，一番問題なのは，日本からにかぎらず，海外からの recommendation letter は，書いてくださっている医師の「信頼度」がわからないために，その推薦状自体の信憑度が選考側として判断できないことです．そのため，内容以前にどのくらいの重みをもって，そのレターを扱っていいのかがわかりません．

　このハンデを克服するための1つの具体的な提案としては，臨床留学希望先に，応募する前に1週間でも，極端にいえば1日でも出向いて，自分を知ってもらうことです．もう少し欲をいえば，数週間滞在し，できれば，回診，カンファレンス等に出させてもらい，そこでどんどん自分を知ってもらい，その病院の医師に recommendation letter を書いてもらうことです．学生さんであれば，こういったチャンスは卒業後よりも容易であると思います．

　ただし気をつけたいことは，もし短時間で実力発揮ができなかった場合

や，よく自分のことを知ってもらえなかった場合には，逆に現地乗り込み作戦が裏目に出てしまう危険性です．英語，時差，少ない時間，異なる文化等，様々な要因が皆さんの本当の実力発揮のハンデとなってしまうこともありますので，いずれにしても，慎重な計画が渡米前に必要でしょう．

伴 基本的には「熱意」と「誠実さ」がキーワードだと思います．是非，覚えておいていただきたいのは，お世話になった方々への礼を失しないということです．

　情報を得たいと一生懸命になるのはいいのですが，その後，何のレスポンスもしないのでは問題があります．誠実さを忘れないように，留学に向けて頑張っていただければと思います．

資料 1

2008年度 JANAMEF
《研修・研究,調査・研究助成募集要項》

助成要項（A）——研修・研究助成
（JANAMEF-A）

1. 助成内容　医療関係者の米国・カナダ他における医療研修助成ならびに米国・カナダ他の医療関係者の日本における医療研修助成（研修期間1年以上）

2. 応募資格　①2008年4月1日から2009年3月31日までに出国,および留学開始より3年以内で残り1年以上の留学期間の在米者
②臨床研修あるいは医学研究を希望する医療関係者で各専門職種の免許取得の方
③TOEFL CBT 213点以上, PBT 550点以上, iBT80点以上取得かそれに準ずる英語能力を有する方
④FMGEMS／USMLE・MCCEEGFMS・CGFNS等の合格者
⑤臨床研修を重視
⑥研修先が決まっている方（研修先の紹介はしておりません）
⑦海外での有給者（4万ドル年／以上）ならびに当財団

から4年以内にA項の助成を得た者は 原則として応募資格はありません．

3．助成人数　毎年約15名前後
　　助成額　　最高100万円（総額1500万円）

4．提出書類　①申込書（所定用紙・JANAMEF A-1, A-2, A-3, A-4, A-5, A-6）
　　　　　　　＊申し込み用紙ダウンロードページでPDF書類がダウンロードできます
　　　　　　　②履歴書・和文（所定用紙2枚．上記PDF書類とセットになっています），英文（A4サイズ・1枚／書式自由）各1通
　　　　　　　＊①,②の写真は同一写真で，証明用として最近3カ月以内に撮られたもの
　　　　　　　＊家族構成（履歴書に必ずご記入ください）
　　　　　　　③健康診断書
　　　　　　　＊応募前3カ月以内で現在の健康状態がわかる程度の内容のもの
　　　　　　　④卒業証書のコピーまたは卒業証明書
　　　　　　　⑤専門職種免許証のコピー（縮小コピー可）
　　　　　　　⑥USMLE等の合格証をお持ちの方はコピーを提出してください
　　　　　　　⑦英語能力試験（TOEFL等）の点数通知書のコピー
　　　　　　　＊TOEFLを取得されていない場合（在米者の方も）は受験し，点数通知書のコピー
　　　　　　　⑧論文リスト（主な3篇以内 JANAMEF A-5）をA4サイズ1枚に
　　　　　　　⑨誓約書（所定用紙・JANAMEF A-6）

⑩推薦書（英文厳守・A4サイズ，1枚）2通
＊推薦者のうち1名は当財団賛助会員であること
＊2名とも賛助会員でない場合は，どちらか1名に賛助会員になってもらってください（賛助会費・1口1万円）
＊推薦書はレターヘッド付の便箋を使用し，英文でお書きください（日本語の推薦書は認められません）
＊ひな型はありません
＊応募者の方の人物像がわかる内容をご自身の言葉で、また推薦者の方の財団との現在・今後の係わり合い方も含めてお書きください
＊推薦書は推薦者本人が直接、財団へお送りください
⑪米国・カナダ他あるいは日本での研修または研究受入れを証明する手紙
＊受入れ先機関の代表者または指導者のサイン入りのもの（コピー可）
⑫収入証明書または契約書のコピー
＊在米応募者で現地での収入がある方は，必ず1年間の総額を証明するもの（給与証明書等）をつけてください
＊留学中，日本での収入がある場合も必ず1年間の総額を証明するもの（給与証明書等）を付けてください
⑬応募者一覧表作成用書式
⑭上記1–13とセルフチェックリスト

書類はできるだけタイピングしたものをご提出願います
（他にタイピングしたものの，切り貼りでも結構です）
以上14項目の書類をクリアファイルに入れて期限までに提出してください

5．応募締切　2008年1月31日（期日までに着，厳守）

6．選考方法　選考委員会が書類審査ならびに，面接のうえ採否を決定します．在米者は書類審査に加え，電話面接を計画しています．

7．選　考　日　3月初め予定

8．選考結果の通知
　　　　　　応募者本人宛に郵便により通知します．在米者は原則として日本国内連絡先に通知します．

9．送金方法　合格者は出入国日を所定の連絡票によって財団に通知してください．それにもとづいて振込みます．

10．義務　　　1）研修開始後の近況報告（手紙や葉書で．JANAMEF NEWS 掲載用）
　　　　　　2）研修報告
　　　　　　＊様式は特に定めていません．A4，1枚（40字×30行くらい）日本語または英語．帰国後1カ月以内）
　　　　　　3）賛助会員に入会
　　　　　　4）財団主催のセミナーや財団活動への協力等
　　　　　　5）助成金に対する使途明細書を提出（帰国後1カ月以内）

11．助成金の取消
　　　　　　下記の不履行があるときは，助成金の取消，助成金の停止，もしくは振込まれた助成金の返却を通告します．
　　　　　　1）提出書類に虚偽の記載があった場合
　　　　　　2）医療関係者としてふさわしくない行為があった場合
　　　　　　3）第10項の義務1）～5）までの不履行

助成要項（B）──研修・研究助成
（JANAMEF-B）

1. 助成内容　日本の医療関係者の米国・カナダ他における調査・研究助成，ならびに米国・カナダ他の医療関係者の日本における調査・研究助成（在外期間1年以内）

2. 応募資格　財団の事業目標に合致した分野での短期調査・研究を希望する医療関係者で，海外および日本での生活に直ちに順応できる人物であること．ただし当財団から4年以内に助成を得た者は対象としません．

3. 助成人数　約15名前後
   助成額　10万〜50万円（総額500万円）

4. 提出書類　①申込書（所定用紙・JANAMEF B-1，B-2による）
   ＊申し込み用紙ダウンロードページでPDF書類がダウンロードできます
   ②履歴書・和文（市販横書），英文（A4サイズ・1枚／書式自由）どちらか1通
   ＊①，②の写真は同一写真で証明用として最近3カ月以内に撮られたもの
   ③卒業証書のコピーまたは卒業証明書
   ④専門職種免許証のコピー
   ⑤米国・カナダ他および日本での調査・研究の受入れを証明する手紙等（コピー）
   ＊受入れ先機関の代表者または指導者のサイン入りの手紙

⑥推薦書（英文・A4サイズ，1枚）2通
＊推薦者のうち1名は当財団賛助会員であること
＊2名とも賛助会員ではない場合，どちらか1名に賛助会員になってもらってください（賛助会費・1口1万円）
⑦英語能力試験の点数通知のコピー（TOEFLなど受験の方は）
⑧旅行計画書
⑨応募者一覧表作成用書式
⑩セルフチェックリスト

　PDF書類はそのままタイピングしてプリントアウトして提出してください
　書類はできるだけタイピングしたものをご提出願います
　（他にタイピングしたものの，切り貼りでも結構です）
　以上10項目の書類をクリアファイルに入れて期限までに提出してください

5．応募締切　毎年9月末日および1月末日（期日厳守）

6．選考方法　選考委員会が書類審査により行います．

7．選　考　日　3月初め予定

8．選考結果の通知
　　　　　応募者本人宛，郵便により通知します．

9．送金方法　財団所定の連絡票による出国または入国日の本人の通知にもとづいて振込みます．

10. 義務　　　1）調査・研究報告
　　　　　　　＊様式は特に定めていません．A4，1枚（40字×30行くらい）
　　　　　　　＊帰国後1カ月以内
　　　　　　　2）賛助会員に入会
　　　　　　　3）財団主催のセミナーや財団活動への協力等
　　　　　　　4）助成金に対する使途明細書を提出すること

11. 助成金の取消
　　　　　　　次に述べる行為が確認された時，助成金の取消，助成金の停止，もしくは振込まれた助成金の返却を通告します．
　　　　　　　1）提出書類に虚偽の記載があった場合
　　　　　　　2）医療関係者としてふさわしくない行為があった場合

⦿問い合わせ先
（財）日米医学医療交流財団
〒113-0033　東京都文京区本郷 3-27-12　本郷デントビル 6 階
（財）日米医学医療交流財団
Tel：03-6801-9777
Fax：03-6801-9778
e-mail ● nichibei@janamef.or.jp

資料 2

JANAMEF 助成者リスト

2006 ～ 2007 年度 助成者リスト（医師A項）

番号	助成年度	氏名	研修先・分野
299	2006	伊藤彰伸	Stanford University
300	2006	岩田信恵	National Institute of Health
301	2006	佐野芳史	University of Wisconsin
302	2006	澤村千草	Beth Israel Deaconess Medical Center
303	2006	花田諭史	Maimonides Medical Center
304	2006	三尾寧	Medical College of Wisconsin
305	2006	吉澤淳	St. James University Hospital
306	2006	吉村達也	St. Vincent's Hospital Melbourne
307	2007	五十嵐博	Department of Family Medicine, College of Human Medicine, Michigan State University
308	2007	石原由理	Harvard University/Beth Israel Deaconess Hospital, Harvard Medical School
309	2007	太田教隆	McGill University, Montreal Children's Hospital
310	2007	奥村憲二	Mayo Clinic and Mayo College of Medicine
311	2007	津島健司	Johns Hopkins University School of Medicine
312	2007	豊野学朋	The Cleveland Clinic Foundation
313	2007	新津健裕	The Hospital for Sick Children, Department of Critical Care Medicine
314	2007	水野智美	University of Michigan, School of Public Health

資料 3

環太平洋・アジア基金

1. 助成内容　①日本での講演,研究並びに研修のために来日する医療関係者の助成
　　　　　　②日本の医療関係者で環太平洋・アジア諸国へ調査,研究並びに研修のために訪問する者の助成
　　　　　　③その他

2. 応募資格　原則として医療関係者

3. 助成人数　1年間：5名以内
　　　助成額　　1件：50万円以内（総額200万円）

4. 提出書類　①申込書
　　　　　　②履歴書　和文または英文1通
　　　　　　③受入れを証明する手紙等（コピー）
　　　　　　④推薦者（A4サイズ）2通,推薦者のうち1名は当財団賛助会員であること
　　　　　　⑤旅行計画書
　　　　　　⑥応募者一覧表作成用書式

5. 応募締切　毎年6月30日及び12月10日

6．選考方法　選考委員会が書類審査により行なう

7．選考結果の通知
　　　　　応募者本人宛てに通知する

8．支給方法　財団所定の連絡票による出国または入国日の本人の通知に
　　　　　もとづいて支給する

9．被助成者の義務
　　　　　1）調査・研究報告（様式は特に定めていない．A4判．
　　　　日本語または英語．帰国後1カ月以内）
　　　　　2）財団事業の支援（賛助会員に入会，帰国後は財団主催
　　　　のセミナー，財団の活動への協力等）

10．助成金の取消
　　　　　次に述べる行為が確認された時，助成金支給の取消，助成
　　　　金の停止，もしくは支給された助成金の返却を通告する．
　　　　　1）提出書類に虚偽の記載があった場合
　　　　　2）医療関係者としてふさわしくない行為があった場合

11．問い合わせ先
　　　　　財団法人　日米医学医療交流財団
　　　　　〒113-0033　東京都文京区本郷 3-27-12
　　　　　本郷デントビル6階
　　　　　Tel：03-6801-9777
　　　　　Fax：03-6801-9778
　　　　　e-mail ● nichibei@janamef.or.jp

資料 4

助成団体への連絡および，留学情報の問い合わせ先

財団法人　日米医学医療交流財団
JAPAN-NORTH AMERICA MEDICAL EXCHANGE FOUNDATION
（JANAMEF）

〒113-0033　東京都文京区本郷3-27-12 本郷デントビル6階
Tel：03-6801-9777
Fax：03-6801-9778
e-mail ● nichibei@janamef.or.jp
URL ● http://www.janamef.or.jp/

カプラン・エデュケーショナルセンター・ジャパン
窓口／ディレクター　染谷信太郎

〒107-0052　東京都港区赤坂7-2-21　草月会館8F
Tel：03-3403-3546
Fax：03-3403-3547
e-mail ● s-someya@kaplan.ac.jp
URL ● http://www.kaplan.ac.jp

（有）トータルヘルス教育ネットワーク
窓口／鈴木勇
〒 350-1126　埼玉県川越市旭町 3-18-23
Tel：049-249-5720・241-9797
Fax：049-249-5721
e-mail ● total-health@025then.com
URL ● http://www.025then.com

※看護長期院内研修手配（アメリカ），学生短期留学企画（医学部・看護学部），専門分野視察研修企画手配，留学手続（医療英語研修・語学研修・大学），ホームステイプログラム手配

あとがき

JANAMEF 常務理事
名古屋大学医学部附属病院総合診療部教授
伴　信太郎

　日米医学医療交流財団の助成を受けた留学生の体験記を中心とした今年の『家庭医学・総合診療にみる医学留学へのパスポート』は，ジェネラリスト養成プログラムの特集ですが，その他の留学関連の話題―修士コース，様々な留学後のキャリアなども語られています．

　また，昨年の JANAMEF セミナーの記録には，さらに幅広くカナダ，ニュージーランド留学の経験談なども紹介され，海外留学を希望する人にとっては垂涎の的といってよい内容になっていると思います．内容が決して米国礼賛一辺倒でないのもよいバランス感覚だと思います．

　米国留学の意義は，医学以外の面でも多くのことが挙げられます（「海外で生活することによって得られる国際人としての第一歩を踏み出す経験」，「外から日本を見つめ直す経験」などのポジティブな面のほか，医療制度，食生活，日常生活における運動量の少なさ（車社会）などを反面教師として学ぶ）が，ジェネラリスト教育は米国のシステムがはるかに先を行っており，医学的な面でも学ぶことがまだまだ多い領域です．

　私は 1980 年～ 1983 年に Family Medicine のレジデンシーを経験して帰ってきました．その頃はまったく日本にはない領域でした．今年から日本家庭医療学会の後期研修プログラム認定が始まり，日本でも家庭医を目指す人たちのためのトレーニング・プログラムも正式に立ち上がりましたが，まだまだその深さ，広さ，濃密さでは米国のプログラムに比して見劣りがします．General Internal Medicine は，まだ認定されたプログラムさえ日本には存在しません．

　ところで，私が留学から帰って 25 年近くになり，ずいぶん留学事情は様変わりしているかと思うのですが，実はそうでもないようです．本書の

中で語られる経験談は，私が留学当時に書いた留学体験記（医学界新聞 1597号-1614号，医学書院，1984）とほとんんど変わらないことも多く，十年一日の感を深くする面もあります．

　私の留学経験は私の医師としてのキャリアの中核をなしているのみならず，人生観にも大きな影響を与えました．おそらく多くの執筆者にとっても同様であろうと想像します．

　最後に以前のパスポート（『アメリカ・カナダ医学・看護留学へのパスポート vol. 2』）の「あとがき」を書いた時にも述べましたが，留学はバラ色の経験だけではありません．途中で挫折して帰ってくる人もおります．1人の留学の成功は多くの人の力のおかげであることは間違いありません．そのことを留学経験者は忘れないでいただきたいと思います．そして，その気持ちを後に続く後輩たちへのサポートに生かしていただきたいと思います．

　　　2007年9月28日　　　名古屋にて

執筆者紹介

▶ I部 ◀

清田礼乃（きよた・あやの）

千葉県出身
1998 年　聖マリアンナ医科大学卒業
同　　年　聖マリアンナ医科大学病院研修医
2002 年　ミシガン大学医学部家庭医学科・日本家庭健康プログラムフェロー（～ 2006 年）
2004 年　聖マリアンナ医科大学大学院卒業
2006 年　ピッツバーグ大学メディカルセンター・シェディサイド病院家庭医学科レジデント

吉岡哲也（よしおか・てつや）

兵庫県出身
1997 年　広島大学医学部医学科卒業
同　　年　福岡徳洲会病院研修医
1999 年　同　　　　　総合内科レジデント
2000 年　喜界徳洲会病院内科医（鹿児島県の離島）
同　　年　名古屋大学医学部附属病院総合診療部医員
2001 年　名古屋大学大学院医学研究科総合診療医学講座大学院生
2001 年　ミシガン大学家庭医学科アカデミック・フェロー
2004 年　ジェネシス地域医療センター家庭医療レジデント
2007 年　ミシガン大学老年医学・家庭医療学科フェロー
同　　年　米国家庭医学専門医取得

若林英樹（わかばやし・ひでき）

滋賀県出身
1995 年　徳島大学医学部医学科卒業
1995 年　淀川キリスト教病院研修医
1997 年　徳島大学大学院博士課程・医学研究科生理学系
1998 年　阪本病院（東かがわ市）内科
2001 年　徳島大学大学院博士課程修了
同　　年　協立総合病院（名古屋市）総合診療部
2001 年　名古屋大学医学部附属病院総合診療部研修登録医
2002 年　名古屋大学医学部附属病院総合診療部医員
2005 年　サンディエゴ大学大学院修士課程・家族療法プログラム大学院生
　　　　　カリフォルニア大学サンディエゴ校家庭医療科コラボレーティブケア・プログラム，
　　　　　セラピスト研修生
e-mail: hideki@s9.dion.ne.jp

竹大禎一（たけだい・ていいち）

東京都出身
1988 年　弘前大学医学部卒業
同　　年　茅ヶ崎徳洲会病院研修医
1992 年　東京大学形成外科医員
1995 年　同愛記念病院外科医員
1996 年　長野県小諸市美里診療所所長
1999 年　大船中央病院外科医長
2001 年　クアキニメディカルセンター家庭医学レジデント（ハワイ州ホノルル）
2002 年　ピッツバーグ大学メディカルセンター・シェディサイド病院家庭医学科レジデント
2005 年　米国家庭医学専門医取得
2005 年　インディアナ・ヘルスセンター家庭医学科スタッフ（インディアナ州ジャクソンカウンティー）
2007 年　同センター所長

岡田唯男（おかだ・ただお）

兵庫県出身
1995 年　神戸大学医学部卒業
同　　年　在沖縄米国海軍病院インターン（総合ローテーション方式）（〜 1996 年）
1996 年　京都大学医学部附属病院総合診療部研修医（〜 1997 年）
同　　年　京都府弥栄町国民健康保健病院勤務
1997 年　ピッツバーグ大学メディカルセンター・シェディサイド病院家庭医療学レジデント（米国ペンシルバニア州ピッツバーグ）（〜 2000 年）
2000 年　ピッツバーグ大学メディカルセンター家庭医療学レジデンシー連合会医学教育者養成プログラムフェロー（〜 2002 年）
同　　年　ピッツバーグ大学公衆衛生大学院（公衆衛生学修士取得）（〜 2002 年）
2002 年　鉄蕉会亀田メディカルセンター家庭医診療科部長代理として着任
2005 年　同　　　家庭医診療科部長に
2006 年　鉄蕉会亀田ファミリークリニック館山院長，鉄蕉会理事に
e-mail: tadaookada＋ryugaku@gmail.com

　　　　　米国家庭医療学認定委員会認定専門医（DABFM）
　　　　　米国家庭医学会特別会員（FAAFP）
　　　　　日本プライマリ・ケア学会認定医・認定指導医
　　　　　公衆衛生学修士（multidisciplinary MPH）
　　　　　ALSO（Advanced Life Support in Obstetrics) Provider / Instructor
　　　　　日本家庭医療学会理事
　　　　　聖マリアンナ医科大学臨床講師

栃倉慶子（とちくら・けいこ）

新潟県出身
1995 年　福井医科大学（現在，福井大学医学部）卒業
同　　年　東京女子医科大学放射線科研修医
2000 年　ユニオン病院家庭医療科レジデント
2002 年　米国医師免許取得
2003 年　米国家庭医学専門医を取得
2003 年　ハワイ大学老人医療科フェロー
2004 年　米国老人医療科専門医を取得
2004 年　Dr. Jao Family Practice Clinic 勤務
2005 年　Motion Picture and Television Hospital（カリフォルニア州ロサンゼルス），スタッフ
同　　年　東京メディカル・アンド・サージカル・クリニック勤務．現在に至る
e-mail: wmkt8@hotmail.com

金城紀与史（きんじょう・きよし）

東京都出身
1994 年　東京大学医学部医学科卒業
同　　年　亀田総合病院初期研修医（スーパーローテーション）
1996 年　亀田総合病院一般内科シニアレジデント
1997 年　トーマス・ジェファソン大学病院内科レジデント
2000 年　マウント・サイナイ大学病院呼吸器・集中治療フェロー
2004 年　手稲渓仁会病院臨床研修部
2006 年　アルバニー医学校・ユニオン大学大学院修士号（生命倫理）
2007 年　手稲渓仁会病院総合内科主任医長・内科系初期研修プログラム責任者・総合内科後期研修プログラム責任者
　　　　　米国内科専門医，米国呼吸器専門医，米国集中治療医学専門医

平岡栄治（ひらおか・えいじ）

奈良県出身
1992 年　神戸大学医学部卒業
同　　年　神戸大学附属病院内科研修
1993 年　三菱神戸病院内科研修
1994 年　兵庫県立淡路病院内科研修
1995 年　神戸大学医学部大学院（2000 年博士号取得）
1999 年　公立豊岡病院循環器内科
2001 年　ハワイ大学内科レジデント
2004 年　米国内科専門医取得
2004 年より神戸大学総合診療部助教
e-mail: hiraokae@med.kobe-u.ac.jp

鈴木健樹（すずき・たけき）

長野県出身
2000年　東京大学医学部医学科卒業
同　年　在沖縄米国海軍病院インターン
2001年　東京大学医学部附属病院内科研修医
2002年　コロンビア大学セントルークス・ルーズベルト病院内科レジデント
2005年　ヴァーモント大学循環器科フェロー
2007年　ジョンズ・ホプキンス大学公衆衛生修士（MPH）取得

伊藤康太（いとう・こうた）

マサチューセッツ州ボストン市出身
1998年　東京医科歯科大学医学部卒業
同　年　在横須賀米国海軍病院インターン
1999年　三井記念病院・内科研修医
2002年　ベスイスラエルメディカルセンター内科レジデント
2005年　ハーバード大学医学部老年病内科クリニカルフェロー
同　年　米国内科専門医を取得
2006年　コーネル大学医学部内科教室一般内科講座・米国保健福祉省医療研究品質局フェロー
　　　　コーネル大学医科学大学院・臨床疫学・ヘルスサービス研究修士課程
2007年　米国老年病科専門医を取得
2008年　臨床疫学・ヘルスサービス研究修士号を取得予定
e-mail: itokouta@aol.com

▶解説◀

橋本正良（はしもと・まさよし）

群馬県出身
1987年　防衛医科大学校卒業．初任実務研修を経て
1990年　ピッツバーグ大学シェイディサイド病院家庭医学科レジデント
1993年　米国家庭医学専門医（American Board of Family Practice）取得
　　　　東京大学医学部老年病学教室（客員研究員）
1999年　医学博士　（東京大学大学院医学系研究科）
2000年　神戸大学医学部総合診療部助教授
2007年　神戸大学大学院医学系研究科内科学講座総合診療内科学准教授
e-mail: mikejpn@med.kobe-u.ac.jp

武田裕子（たけだ・ゆうこ）

宮崎県出身
1986年　筑波大学医学専門学群卒業
1990年　筑波大学大学院博士課程医学研究科修了
同　年　ハーバード大学リサーチフェロー，ベスイスラエル病院総合診療科エクスターン
1991年　ハーバード大学ベスイスラエル病院内科インターン
1992年　同　　　　内科レジデント（プライマリ・ケア専攻）
1994年　ハーバード大学感染症科フェロー，フレミングハム病院内科チーフレジデント
同　年　マサチューセッツ州開業資格（Board of Registration in Medicine）を取得
1995年　米国内科専門医資格（American Board of Internal Medicine）を取得
同　年　筑波大学附属病院呼吸器内科医員
1997年　筑波大学附属病院卒後臨床研修部講師
2000年　琉球大学医学部附属病院地域医療部講師
2005年　東京大学医学教育国際協力研究センター准教授
2007年より三重大学大学院医学系研究科地域医療学講座教授

▶II部◀

赤津晴子（あかつ・はるこ）

東京都出身
1994 年　ブラウン大学医学部卒業
1997 年　スタンフォード大学内科レジデント修了
1999 年　スタンフォード大学内分泌代謝内科フェロー修了
現　在　ピッツバーグ大学内分泌内科助教授

齋藤雄司（さいとう・ゆうじ）

新潟県出身
1991 年　新潟大学医学部卒業、同大学内科研修医
1995 年　千葉大学医学部第二内科特別研究学生
1997 年　ホープ心臓研究所副研究員（ワシントン州シアトル）
1999 年　ロチェスター大学心血管研究センター研究フェロー（ニューヨーク州ロチェスター）
2001 年　ユニティ・ヘルス・システム内科研修医（ニューヨーク州ロチェスター）
2004 年　カリフォルニア大学アーバイン校循環器フェロー
2007 年　カリフォルニア大学サンディエゴ校臨床心臓電気生理フェロー

財団法人　日米医学医療交流財団
JAPAN-NORTH AMERICA MEDICAL EXCHANGE FOUNDATION
(JANAMEF)

1988年10月，財団法人として設立．翌1989年5月には特定公益増進法人として認定された．北米諸国間の医療関係者の交流，医療関係者の教育ならびに保健医療の向上への寄与を主な事業目的に，医学医療研修者の留学助成，セミナーやシンポジウムなどを年に数回開催，日米両国の医学医療に関する調査助成も行っている．医学医療研修者に対する助成は，財団設立初年度の10名を手始めに現在まで約500名に達する．

〒113-0033　東京都文京区本郷3-27-12 本郷デントビル6階
Tel：03-6801-9777/Fax：03-6801-9778
e-mail ● nichibei@janamef.or.jp
URL ● http://www.janamef.or.jp/

シリーズ日米医学交流No.7　家庭医学・総合診療にみる医学留学へのパスポート
2007年11月5日初版第1刷発行

Ⓒ　編者　財団法人　日米医学医療交流財団

発行所　株式会社はる書房
〒101-0051　東京都千代田区神田神保町1-44 駿河台ビル
Tel.03-3293-8549/Fax.03-3293-8558
振替 00110-6-33327
http://www.harushobo.jp/

落丁・乱丁本はお取り替えいたします．　印刷　中央精版印刷／組版　閏月社
ⒸJAPAN-NORTH AMERICA MEDICAL EXCHANGE FOUNDATION, Printed in Japan, 2007
ISBN 978-4-89984-088-6 C3047

はる書房◎好評の既刊書

はじめて見るイラストの数々
はじめて知る人工臓器の世界

人工臓器イラストレイティッド

日本人工臓器学会・編集

ヒトのからだに、いかになじませ、いかにその働きを助けるものにできるか——50年以上もの研究・開発の結果、生まれた現代の人工臓器。そのしくみや働きを、普段は見ることのできない視点で、姿も鮮やかに描きだす。
ヒトにやさしい医療を目指して、さらなる進歩を遂げる人工臓器の世界へ、ようこそ。

◆A4判並製／88頁［オールカラー］
本体2200円　ISBN978-4-89984-080-0 C0047

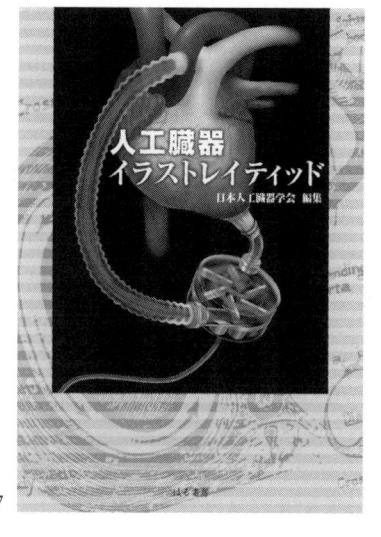